Autrice eterea29

Prefazione

Salve, se stai leggendo questo libro significa che anche tu, almeno una volta nella vita hai vissuto qualcosa a cui non hai saputo dare una spiegazione.

La magia e la fisica su molti aspetti sono la faccia della stessa medaglia.

Sei qui per avere risposte alle tue domande più recondite.

In questo libro metterò a tua disposizione tutte le mie conoscenze acquisite in 30 anni di esperienza con l'occulto e l'esoterismo.

In questo libro troverai conoscenza, ritualità e imparerai a riconoscere le tue potenzialità naturali. Ora però non voglio perdermi in discorsi noiosi, perché il mio intento è quello di tenerti incollata/o a queste pagine per ricollegare la tua mente alle tue radici ultraterrene.

Buona lettura.

Capitolo 1

La magia e la sua storia

Che cos'è la magia:

"Presunta capacità di dominare le forze della natura mediante il ricorso ad arti occulte di natura malefica (m. nera) o benefica (m. bianca); in origine, la dottrina dei magi persiani".

"Con il termine magia si intende una tecnica che si prefigge di influenzare o dominare gli eventi, i fenomeni fisici e l'essere umano con la volontà; a tal fine la magia può servirsi di atti e formule verbali, come di gesti e rituali appropriati".

Queste sono solo alcune delle definizioni di magia che potete trovare sui libri o nel web, dal mio punto di vista la magia non è altro che la consapevolezza delle capacità che ha la nostra mente e il nostro spirito nel comprendere e relazionarsi con il creato che ci circonda, e con la divinità della nostra anima.

Dobbiamo partire dalle basi che tutto ciò che viene sognato o immaginato ad occhi aperti è frutto dell'anima, di conseguenza può essere creato nel mondo fisico.

Ragion per cui non c'è limite alla creazione.

Nel momento in cui siamo in grado di decifrare le intuizioni e i segni che ci circondano, allora e solo allora potremmo utilizzare il potere della creazione per cambiare il nostro destino.

Ad alcuni potrebbe sembrare un'assurdità, altri magari credono che la creazione sia una peculiarità solo degli inventori o degli scienziati, altri invece pensano che sia troppo complicato imparare a usare tutto il nostro elemento corporeo e incorporeo per cambiare la nostra vita, ma se tu sei una persona che crede in sé stessa, e che in maniera convinta e determinata vuole aprire la mente alla conoscenza di sé e del mondo che ti circonda allora sei nel posto giusto.

"La magia prende il suo potere dalle sue intenzioni."

Non esistono magia nera o magia bianca, non esiste il bene e il male, questo modo di definire la magia è stato creato dall'uomo per dare delle spiegazioni alle proprie azioni.

Non esistono persone e azioni buone e neppure persone cattive con azioni cattive, ognuno agisce in base alle proprie intenzioni.

Un esempio molto banale che renda bene l'idea:

Io possiedo un albero di mele belle mature, le lascio cadere a terra perché credo che così possano nascere nuovi alberi in modo naturale, questi alberi a loro volta potranno sfamare altre famiglie quando saranno grandi.

Il mio vicino è povero e non ha cibo per sfamare la sua famiglia, di notte, sapendo come la penso sulle mie mele, ne ruba alcune necessarie per sfamare per un paio d'ore la sua famiglia.

Secondo me lui è cattivo perché ha rubato le mie mele, nonostante conosca quanto è importante per me il mio progetto a lungo termine; lui invece crede che io sia cattiva e insensibile perché, anche se so che la sua famiglia muore di fame in questo momento non gli do le mele.

Nessuno dei due è cattivo e nessuno è buono, entrambi abbiamo delle esigenze e degli intenti che però non vanno nella stessa direzione.

Tengo a precisare che non ritengo giusti ed in linea con le frequenze universali, i sacrifici umani o animali.

La magia segue lo stesso ragionamento, lei è onnipresente attorno a noi e in noi, e agisce sulla base delle nostre intenzioni.

È molto importante comprendere questa componente in quanto diventa fondamentale nel momento in cui vogliamo utilizzare gli elementi e le energie naturali a nostro vantaggio.

Se avete modo di analizzare la storia, millenni fa ogni popolo e comunità aveva le sue credenze magiche, alcune benevole e altre sanguinarie, venivano tramandate tra le generazioni, i popoli veneravano DEGLI esterni alla terra e DEI terrestri, animali e piante.

Venivano utilizzati gli elementi naturali e fononi (frequenze musicali), i colori (fotoni), i ritmi tribali per creare ritualità e preghiere.

Ogni popolo aveva le sue forze e le sue debolezze, ogni cultura a modo suo poteva avere un dialogo con i propri morti e un confronto con i pianeti e Madre Terra.

Con il passare nei secoli, durante guerre combattute non solo per depredare la terra e le ricchezze ma fatte anche per rubare la conoscenza dei popoli, tante tradizioni magiche tribali sono andate perdute o modificate.

Se pensiamo al percorso vissuto dalla magia fino ad oggi, noi donne abbiamo subito di tutto: siamo state perseguitate, torturate, uccise; la nostra conoscenza bruciata, censurata; la nostra cultura e tradizione sono state derise e denigrate.

Se facciamo una valutazione dei giorni nostri possiamo notare come la magia nella tradizione orale sia stata trasformata in miti e leggende, in racconti per bambini, strumentalizzata a fini commerciali, trasformata in parodie di streghe cattive e in feste natalizie.

Per farla breve nei secoli ci è stata tolta la possibilità di credere nella magia in quanto ormai viene derisa e considerata materia per matti con seri squilibri di mente.

Basti pensare a come viene utilizzata la conoscenza astrologica per creare dei banali oroscopi, quando l'astrologia esoterica va ben oltre al "cosa ti succede oggi!".

Vi dico questo perché **alla base della magia c'è il credere che questa energia universale della creazione esista.**

È importante comprendere il perché nei secoli è stato fatto sulla popolazione mondiale questo lavoro per eliminare la magia.

È stata canalizzata in diverse religioni e dottrine, è stata catalogata e divisa tra buona e cattiva, è stata nominata in ceppi famigliari e soprattutto è stata schematizzata e uniformata.

Questa operazione culturale mondiale ha reso la magia inefficace per noi "comuni mortali":

Alcuni hanno sentito la chiamata della magia dentro le viscere e magari si sono avvicinati all'argomento. Hanno provato qualche rituale e non avendo ottenuto dei risultati. Li ha resi scettici nei confronti della magia, portandoli a credere ce non esiste;

Altri riescono a scorgere nella breccia le ombre e le presenze ultra terrene, per questo si sono sentite dire che sono stressati e che sono solo immagini proiettate dalla stanchezza. Esempi di questo tipo possono essere innumerevoli. Ad ogni modo, il piano globale di farci e quello di farci smettere di credere nella magia, con l'unico scopo di ottenere il controllo delle masse e cosa molto più inquietante, utilizzare la nostra anima come batteria di energia infinita.

Anche se questo argomento potrebbe sembrare noioso, credo sia importante capire il perché delle cose, e ritengo fondamentale avere le idee chiare su quanto possa essere potente la magia naturale degli intenti.

Una delle prime azioni che hanno allontanato l'uomo dalla magia della creazione è stata quella di uniformare l'ora.

È stato stabilito che l'ora deve essere di 60 minuti, indipendentemente dal giorno della settimana e dalla stagione, quando nel ciclo terreste le ore cambiano in maniera naturale e seguono il ciclo della vita scelto da madre natura, vi allego la foto dell'orologio planetario usato in origine dai saggi che univano la magia con la conoscenza del cosmo.

(Lo scrigno dei segreti magici del re salomone di Pier Luca Pierini R.)

Tauola dell'ore Planetarie e Notturne diurne, e Notturne di qualunque giorno.

I minuti in queste tavole cambiano a seconda del pianeta di riferimento, questo permetteva di pregare o di compiere rituali in completo allineamento con le frequenze universali. Sono stati modificati anche i giorni del mese che erano 27 ed ora variano tra 28-29-30-31.

Il numero 27 ha un significato importante è un segno dato dagli angeli che riguarda la missione dell'anima. Questo numero rappresenta la volontà di avere fede e indica che sei sulla strada giusta della vita, gli angeli sono al tuo fianco e ti guidano e ti aiutano lungo la strada.

Il 27 simboleggia la cooperazione e il servizio, ti chiede di abbandonare i pensieri e le reazioni basate sull'ego, rappresenta l'introspezione e la consapevolezza spirituale, ti permette di avere una maggiore comprensione delle cose.

Spesso indica doti fisiche ed empatiche molto sviluppate e capacità di guarigione e la capacità di aiutare il prossimo.

In numerologia angelica vedere all'improvviso il numero 27 indica che si è pronti per entrare in un regno superiore di comprensione e poter ricevere informazioni che ci aiuteranno ad accedere ad altri regni, espandendo la nostra conoscenza spirituale.

Essendo formato dal 2 e 7 la loro combinazione porta al 9; questa formula rende il 27 un numero altamente spirituale e risuona con il compimento della missione dell'animo umano.

Ti permette di ricevere ispirazione e guida le tue azioni.

Tutto questo può farti comprendere il motivo per cui il 27 non poteva essere lasciato come ultimo giorno del mese. Questa linea di divisione mensile sarebbe stata per il popolo un momento spirituale molto forte che avrebbe potuto cambiare le sorti del potere che attualmente, e all'epoca, voleva sottomettere e soggiogare la popolazione. Hanno scelto di non lasciare un arma così potente come la gestione delle ore e dei giorni alla massa, perché la coalizione di mente e spirito con il numero di persone che avrebbero potuto vivere in sintonia con il numero 27 non avrebbe mai permesso di arrivare a questo punto dell'umanità.

Inoltre non devi dimenticare un altro fattore importante: l'elemento acqua. Noi umani subiamo l'influenza della Luna in quanto siamo composti d'acqua (ecco perché si dice che siamo lunatici); la Luna compie una rivoluzione attorno alla terra in 27 giorni, 7 ore e 43 minuti e 11 secondi, ecco che il numero 27 riappare. Questo è un altro motivo per cui la Chiesa e i suoi complici hanno deciso di cambiare le sorti della magia.

Purtroppo alcuni segreti e chiavi di lettura sono state cancellate e sostituite da versioni che all'apparenza dovevano portare uguaglianza e comodità alla popolazione. In realtà la falsa informazione ha permesso solo a pochi eletti di continuare ad usufruire dell'enorme risorsa cosmica lasciando la plebe in balìa degli eventi.

Immagina se il tuo intento benefico intenso, fosse proiettato all'universo nel momento preciso in cui il cosmo ha le orecchie ben aperte per ascoltarti, cosa potrebbe realizzare per te? Prova ad unire milioni di persone che con il solo pensiero nel cuore e nell'anima di vivere in amore ed armonia, chiedessero all'unisono questo, sarebbe CREAZIONE pura sarebbe il cambiamento, avrebbe una frequenza divina così alta da intercedere con la vita dell'uomo.

Potrebbe sembrare utopia o fantascienza, però non è così, i popoli dei nativi americani lo sapevano, gli indigeni delle foreste amazzoniche lo sapevano, i popoli dell'africa lo sapevano.

E la storia ci insegna che sono stati spazzati via, perché era l'unico modo per annientare la loro conoscenza che non avrebbe permesso all'uomo di distruggere il pianeta come è possibile constatare ai giorni nostri.

Ti porto altri esempi meno complessi.

Il Natale, periodo magico assoluto e mondiale anche se nei secoli è stato rinominato, mescolato alle religioni di diversi popoli ecc. …

La magia del Natale possiamo tradurla nella magia del dono, da non confondere con la festa commerciale alla quale siamo abituati.

Durante questo periodo, che converge verso la fine dell'anno, le energie cosmiche sono intense e cariche di creazione, in questo momento è davvero possibile con molta facilità cambiare la realtà che ci circonda. Proviamo ora ad analizzare in modo freddo e distaccato quali sono le emozioni che ci circondano in questo periodo:

-stress, perché sappiamo che non dobbiamo deludere
le aspettative;

-stanchezza, siamo sempre di corsa perché per fare
bella figura non dobbiamo dimenticare niente;

-ansia, perché dobbiamo passare le giornate accanto
a persone che non ci piacciono;

-rabbia, perché abbiamo la certezza che qualcuno
rovinerà tutto;

-gioia, solo per un breve tempo in cui tutto sembra
essere andato come ci aspettavamo;

- delusione, perché il regalo ricevuto o le attenzioni
avute non erano all'altezza delle nostre aspettative;

-rammarico, perché da piccoli il Natale era più bello;

Insomma queste sono solo alcune delle emozioni che
proviamo durante le feste, per non parlare delle
ritualità che ogni religione impone in questo periodo
e non a tutti noi calzano a pennello.

Ora immaginate che intento mandiamo alla magia di
questo momento?

Durante il Natale la magia del dono è più forte,
consiste del dare agli altri senza aspettative,

condividere con gli altri conosciuti ed estranei. Donare ciò che abbiamo, non perché dobbiamo farlo in quanto ci si aspetta questo da noi, ma bensì dare agli altri perché ci viene dal cuore in modo naturale.

(tutti i giorni è Natale)

Non deve essere basato sullo scambio di regali ma solo ed esclusivamente perché io voglio donarti e condividere ciò che ho, perché farlo mi riempie il cuore di gioia.

Ora immaginate se tutti facessero questi doni spontanei che segnale e potere avrebbe la magia?

L'intento delle nostre azioni è alla base della nostra magia, non possiamo chiedere qualcosa di buono e bello per noi se nel nostro intento abbiamo egoismo o aspettative di ricambio:, io ti regalo una sciarpa così che tu mi regalerai una borsa, ti invito a cena perché siamo parenti ecc... Sono tutte azioni "fine a sé stesse", fatte per abitudine e tradizione che hanno perso nei gesti il vero significato.

Quindi non dimenticare mai che prima di iniziare un qualsiasi rituale le tue emozioni e i tuoi intenti devono essere puri e combaciare con ciò che vuoi praticare.

Per alcuni potrebbe essere superfluo, o già letto altrove, credo però che venire a conoscenza delle proprie capacità e divinazioni sia fondamentale per proseguire con la tecnica, esistono ancora molte magie nel nostro mondo, alcune sono nascoste sotto forma di religioni, altre invece sono camuffate da superstizioni, ogni popolo ha le sue credenze magiche che vengono tramandate come:

Wicca, Pagana, Celtica, Romana, Zingara Montenegrina, Sciamanica buddista, Gittana, Greca, Egiziana, Salomonica, Cinese, Indiana, lo Sciamanesimo degli Indiani d'America, Africana divisa tra le varie tribù, Amazzoniche, Aborigene.

Potrei andare avanti con la lista ma credo sia superfluo ai fini del nostro lavoro di preparazione, per nostra fortuna, nonostante la pulizia che nei secoli è stata fatta dalle varie religioni mondiali, non tutta la magia è stata tradotta e vincolata per essere resa inutile. Ci sono ancora famiglie che conservano il proprio grimorio e che tramandano a voce le loro conoscenze e tradizioni, questo ci permette di attingere alla conoscenza antica che i potenti da sempre vogliono cancellare.

Capitolo 2

Essere strega o stregone

Nel capitolo precedente ho parlato di cos'è la magia, di come agisce e di come è stata strumentalizzata.

Ora però dobbiamo capire insieme chi sei tu?

Se hai comprato questo libro probabilmente non è solo per curiosità.

Il termine magia viene usato molto spesso come ho fatto io, per dare un senso a ciò che accade nell'ambito esoterico, in quanto questo termine nei secoli è diventato per antonomasia la parola simbolo di ciò che è inspiegabile dalla razionalità.

Purtroppo però è fondamentale spiegare la differenza tra maga e strega nonchè tra mago e stregone.

Premessa: chiunque può diventare mago o maga, mentre strega e stregone si nasce.

Il mago può imparare le arti magiche, perché può attingere per realizzare i suoi intenti dalle energie degli elementi, in quanto non ne possiede di personali. Immaginate una persona che non ha una batteria interiore ma che per alimentarsi deve avere la presa attaccata all'impianto elettrico, la materia che lo circonda è l'impianto di energia a cui attingere.

Senza la corrente non può esercitare la magia.

La strega o stregone, nasce con la batteria incorporata, la sua magia parte dall'interno e può essere potenziata attingendo dagli elementi esterni.

Il mago viene attratto dalla magia, perché la sua mente curiosa vuole dare spiegazione ad eventi strani ai quale ha assistito, questo per la maggior parte dei casi lo conduce a fare ricerche e poi ad appassionarsi all'argomento.

Vi ricordate la leggenda di Re Artù?

C'era Mago Merlino e la Strega Morgana, Mago Merlino nonostante avesse imparato ad essere un Mago era comunque potente come la Strega Morgana. Vi dico questo perché spesso una persona che si avvicina all'esoterismo e scopre di non avere "poteri magici" si demoralizza e perde la voglia di imparare, questo rappresenta uno scoglio che voglio farti superare perché è molto bello quando l'allievo supera il maestro.

Ci sono streghe e stregoni che non sanno di esserlo perché la luce dentro di loro è stata spenta nell'infanzia quando gli hanno proibito di avere un amico immaginario.

Nelle leggende popolari si racconta che le streghe hanno una M nel palmo della mano, nel mio caso io ho la lettera in entrambe le mani.

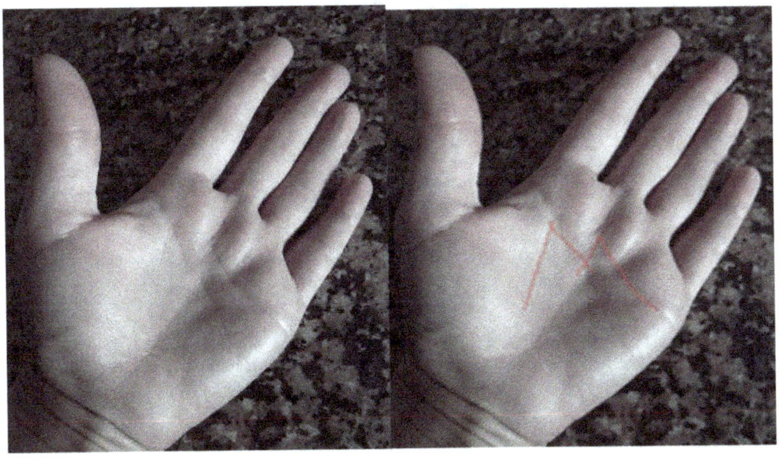

Questo è solo uno dei modi più semplici per capire se siete streghe o stregoni, personalmente credo che ci sia dentro di voi una voce più profonda che vi chiama a connettervi.

Vi potrebbe succedere di essere al mare e di sentirvi attratti dalle pietre delle streghe, pietre forgiate dal vento e dall'acqua come questa.

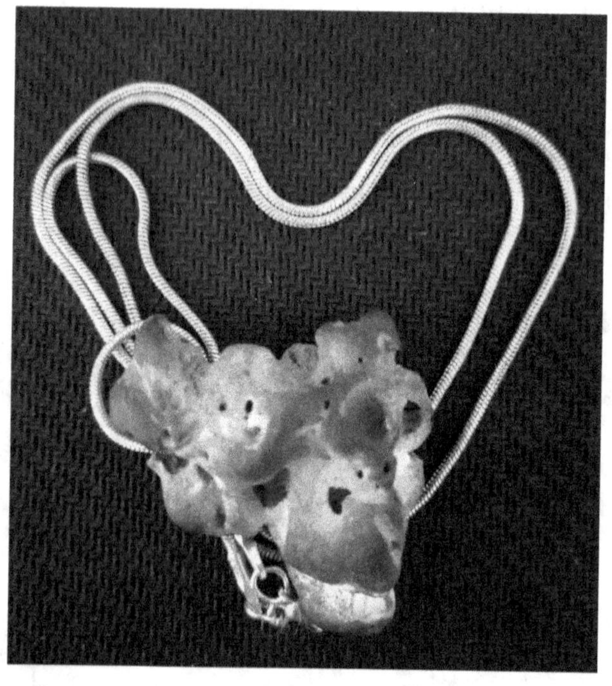

Quando le raccogliete in mano sentite subito la loro carica energetica.

Inoltre avete una propensione ad attrare a voi gli animali, soprattutto il vostro animale totem, vi racconto una parte di me così da rendere più facile la comprensione.

Fin da piccola, avevo molti "amici immaginari", questo era il nome che la comunità scientifica e la società gli dava. Parlavo e giocavo, e devo confessarvi che ci parlo anche da adulta, con queste entità dalla forma incorporea ma umana. Sono spiriti con una carica energetica molto forte che molto spesso ci seguono e ci proteggono. Oltre a questi amici non conformi alla normalità, ho sempre avuto un legame particolare con gli animali, spesso i randagi mi seguivano fino a casa e riuscivo a sapere e capire che un animale stava male anche a distanza e molte volte, nonostante fossi una bambina e senza aver studiato, riuscivo a farli stare meglio.

È molto difficile da spiegare però è come se una parte di me si sentisse legata alla terra, agli elementi, come se per me fosse impossibile mettere radici da qualche parte, mi sentivo sempre persa in mezzo alle persone, fuori luogo e fuori contesto.

La metafora che mi piace usare di più e questa:

Sono un albero in mezzo ad un prato.

Proprio così, un albero fa ombra, produce fiori o frutti, le radici possenti lo tengono ancorato al terreno, diventa rifugio per gli animali, ossigeno per la vita stessa, rimane vivo anche per secoli e racconta molte storie di coloro che si siedono ai suoi piedi, l'albero è vita, è legame con la madre terra e può toccare le nuvole.

L'erba invece viene mangiata e tagliata in continuazione e non ha possibilità di crescere e svilupparsi, si trova bene con l'altra erba, diventa nutrimento per gli animali ma non è possente e radicata come un albero.

Io mi sono sentita sempre un albero in cerca della mia foresta, mi sono sempre chiesta perché venivo e vengo incompresa e perché non c'erano altri alberi accanto a me, poi con l'esperienza ho capito che gli alberi che vivono soli nel prato sono alberi guida, alberi che scrutano l'orizzonte e fanno da faro agli altri alberi giovani.

Potrebbe sembrare all'apparenza un discorso bizzarro, però se ci pensi bene a modo tuo anche tu che sei qui ti senti albero e non erba.

Per capire che percorso fare nella tua vita, devi chiederti chi sono io?

Quando avrai capito chi sei, quando avrai scavato nei ricordi del tuo passato per vedere di nuovo ciò che hai rimosso, allora e solo allora sarai pronta/o ad intraprendere il tuo percorso di vita esoterico che ti cambierà radicalmente la visuale del mondo che ti circonda, sia esso materiale, immateriale e spirituale.

Ci sono altri modi per riconoscere una strega o uno stregone sempre basandoci sulle credenze popolari, a proposito si dice che lo stramonio nasca spontaneo nella loro casa.

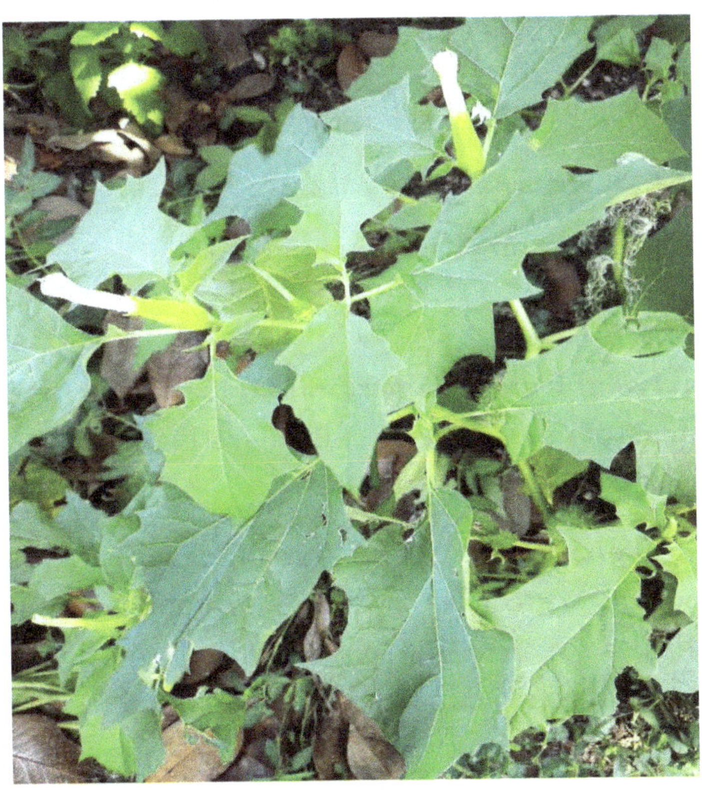

Altri segni per indentificare se lo siete, sono i sogni premonitori o se avete la possibilità di praticare la conoscenza della divinazione.

Premesso ciò ci sono alcuni dogmi nei quali le pratiche magiche sono state inserite per distinguere le streghe e gli stregoni e per puro titolo informativo le illustro, in quanto tu e soltanto tu puoi decidere chi sei e come vuoi utilizzare i tuoi intenti e le tue energie.

I 4 ceppi utilizzati per classificarci sono:

naturale (considerata spesso non consapevole);

strega bianca;

strega rossa (non viene mai nominata);

strega nera;

(scriverò al femminile per praticità, anche se questo argomento vale anche per maghi e stregoni).

La strega naturale è spesso bambina/o, ha una forte connessione con la natura, animali e piante, è molto empatica, possiede poteri che non riesce a controllare, soffre di sonnambulismo e ha delle visioni che spesso non riesce a comprendere. Anche la scrittura dell'inconscio fa parte del suo essere, sente molto i cambiamenti del tempo e viene definita lunatica per questo; a causa dell'incomprensione delle sue capacità viene curata per depressione, stress e malattie mentali. Fisicamente è soggetta a forti emicranie e svenimenti che svaniscono in età adulta.

In realtà queste persone sono molto veloci an apprendere la magia, purtroppo prima devono fare un percorso di accettazione di sé stessi che spesso non avviene.

Si dice invece che le streghe bianche siano donne, attratte dai colori pastello e dal bianco, adorano la luna piena e stare al sole come lucertole, quando il sole manca si sentono deboli e spaesate, sono attratte dai minerali e in casa amano la luce delle candele. Sono persone altruiste, amano dare consigli anche se non richiesti, adorano gatti e uccellini, percepiscono il malessere degli altri, percepiscono i demoni e gli spiriti, sanno usare le erbe e sono brave nel predire il futuro. Sono esseri che hanno bisogno di libertà e di un compagno o compagna che non limiti il loro potere, hanno una certa libertà anche nell'esprimere amore e sessualità.

Le streghe rosse, vengono definite così inquanto vivono tra il bene ed il male, sono streghe che usano il sesso e la lussuria come energie di creazione, sono le quelle della seduzione, dell'amore e sono più portate a gestire gli intenti di questo potere, sono molto carnali e disinibite, spesso nei libri di storia vengono rappresentate nude nei sabba che ballano vicino al fuoco. Per quanto riguarda le streghe nello specifico si racconta che nel medioevo queste assistessero ai parti proprio per le loro doti femminili.

Spesso facevano le "maitresse" delle case chiuse.

Sono streghe né buone né cattive, brave nei ricostituenti, negli elisir e negli afrodisiaci, sono le persone che cerchi quando hai problemi di cuore o di infertilità.

Sono le creature che madre terra ha scelto per controllare la parte sessuale e selvaggia della natura umana.

La strega nera, ovviamente dal nome che gli è stato attaccato sulla fronte, si occuperà di magia nera e rituali di sangue, sicuramente sarà quella delle fiabe che mangia i bambini.

In realtà queste creature attingono alle energie negative generate dal cosmo e dai pensieri umani. Questa strega è carica di rabbia a causa del suo Karma e delle sue esperienze di vita, trae potere dalle

frequenze negative e avendo degli intenti di vendetta
è più propensa a occuparsi di:

sfortuna;

morte;

malvagità generiche;

invocazioni di demoni;

strega o stregone sono bravi nelle sedute spiritiche,
nel fare malocchi e fatture e nel saperli riconoscere,
possono attingere al mondo spirituale per fortificare
i loro rituali, possono portare iella su commissione.

A loro piace vivere soli e isolati, questo a causa del
fatto che venivano banditi.

Sono per natura bugiardi, cattivi, pettegoli, ruffiani,
non hanno un bel aspetto in quanto il loro corpo si
deteriora a causa dell'utilizzo di energie negative che
li consuma. Ho voluto in questa categoria parlare
anche degli stregoni, in quanto nei racconti lo
stregone è sempre raffigurato come colui che pratica
la magia nera, ed il loro potere è così grande che non
sono mai stati perseguitati dalla sacra inquisizione
ma bensì protetti dalle società segrete in quanto
risorse.

La strega può essere ad esempio bianca e rossa, mentre lo stregone può canalizzare una sola energia e a causa del suo ego è difficilissimo trovarne uno che non sia oscuro.

Ora dopo tutte queste spiegazioni, vorrei precisare un passaggio molto importante, **non farti chiudere nella gabbia.**

Nessuno può dirti chi sei, nessuno può chiuderti in una categoria e limitarti, tu sei ciò che sei e puoi essere e realizzare ciò che VUOI, esci dalla gabbia dello stereotipo sociale e storico, collegati con le mani al suolo e trova il tuo vero e unico richiamo interiore, io sono stata tutte queste cose e sono ciò che devo essere a seconda dell'esigenza che mi si presenta.

"Le etichette sono state messe per ostacolare il tuo vero potenziale."

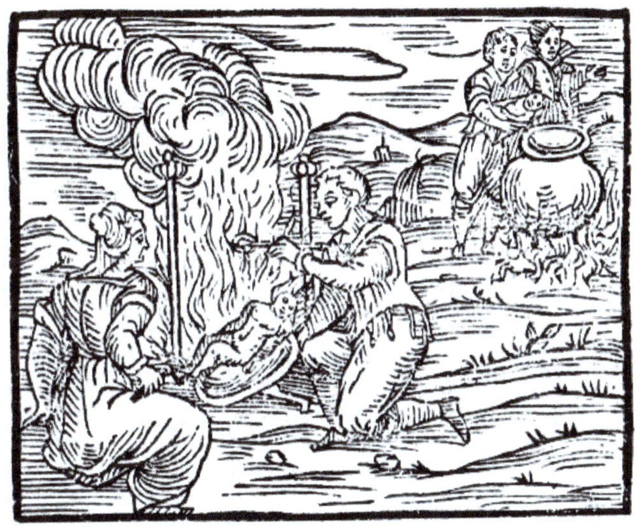

Xilografia che raffigura un banchetto durante il sabba, tratta dal *Compendium maleficarum* di Francesco Maria Guaccio, 1608

Capitolo 3

Pregi e difetti della magia

Sono anni che studio i pregi e i difetti delle ritualità presenti nei libri.

Ora scriverò alcuni rituali che trovate sia on line che nei libri cartacei, vi chiedo di osservarli e anche provarli per capire da soli i loro difetti e se vi risuonano, è molto importante analizzare questo passaggio perché vi aiuterà a percepire meglio la vostra frequenza di creazione interiore.

RITUALE D'AMORE GITANO

Si tratta di un **incantesimo molto antico** ma allo stesso tempo molto efficace, che viene eseguito per rendere l'unione tra due persone ricchissima di passione.
Materiali necessari:

- 2 candele rosse
- 1 candela rosa
- 1 candela bianca

– 1 calamita
– 1 filo per legare le candele

Procedimento:

Accendere la candela ed *unire insieme le due candele rosa e quella rossa* con gocce di cera rosa, legate insieme le due candele con un filo. Accendete la prima candela di colore rosso e dite:
'io sono la luce di questo fuoco e lo accendo con la mia passione e il mio amore'.
La seconda candela che rappresenta il vostro amato dovrete accenderla con un fiammifero dicendo:

"Sto accendendo il tuo fuoco con il mio, la tua passione con la mia, il tuo amore con il mio, perché *solo tu sia mio*, amorevole, generoso e che aumenti il mio desiderio come io faccio per te."
Sistemate le due candele nella parte superiore di una calamita e recitate la **preghiera gitana dell'amore**, come segue:
"Salva la Regina del popolo gitano d'oriente! Salva tutte le forze della natura: fuoco, acqua, aria e terra. Salva ogni seme che germoglia nella terra, i fiori ed i frutti benedetti. Salva il calore del sole e la magica luce della luna, che riscalda il nostro Essere ed illumina le nostre anime.

A nome di tutte queste potenti energie e di Dio padre di tutti i gitani, ti chiedo con grande umiltà di illuminare il cammino di (vostro nome) nel lavoro, nella salute e nell'amore.

Chiedo a tutto il popolo gitano e a Dio padre di portare la mia immagine, il mio amore, il mio nome e il mio cuore al cuore di (nome della persona amata), e non permettere che (nome dell'amato) si allontani da me.

Che il nostro amore sbocci, che porti i suoi frutti, che brilli come il sole, che sia potente ed affascinante come la magica luce della luna.

Che la magia del popolo gitano, con tutta la forza del bene, allontani tutto il male e l'invidia e ci collochi dentro ad un circolo dorato di pace, armonia e felicità basata sull'**amore eterno**.
Io (vostro nome) ringrazio di cuore la regina gitana del popolo orientale e tutte le forze della natura. Così sia! E così sarà!"

Spegnete le due candele e ripetete il **rituale d'amore** per sette giorni alla stessa ora per rafforzare il potere dell'incantesimo. Dovrete eseguire questo rito durante una *notte di luna piena*. Alla fine, quando

le candele saranno completamente bruciate, potete buttare i loro resti dentro ad un ruscello.
(https://ritualieincantesimi.wordpress.com/incantesimo-d-amore-gitano/)

RITUALE D'AMORE PAGANO

Per questo incantesimo d'amore ti serviranno:
- 1 tua foto.
- 1 foto della persona che vuoi far innamorare.
- Colla
- 1 candela rossa

Il rituale d'amore:
Accendi la candela rossa.

Incolla le due foto al contrario (non dal retro), in modo tale che la tua immagine e quella dell'altra persona siano rivolte l'una verso l'altra.

Recita questa formula:

Ash Tar Tu (x3). Nel nome di colei che può ogni cosa, (nome) io ti comando. D'ora in poi mi amerai e me soltanto desidererai (x12).

Brucia la due foto con la fiamma della candela rossa. Lascia che la candela rossa si consumi.

(https://ritualidamore.it/legamento-damore-semplice-e-potente-con-foto/)

PREGHIERA AGLI ARCANGELI PER FAR TORNARE UN EX

"Oh angelo Michele, Che tutto l'orgoglio che possa esistere nel cuore di (nome di lui\lei), possa essere eliminato. Possiate eliminare ogni spirito d'invidia e di cattiveria che circonda la vita di (nome vostro) e (nome di lui\lei), permettendo così la nostra riconciliazione immediata e la data del nostro stare insieme come coppia.

Angelo Gabriele, annuncia il mio nome (nome vostro) ogni giorno nelle orecchie di (nome di lui\lei.)

Angelo Raffaele, guarisci ogni ferita, tutta la rabbia, tutti i brutti ricordi, ogni paura, ogni incertezza, ogni dubbio, ogni risentimento, ogni dolore, che possa esistere nel cuore di (nome di lui\lei), per aprire immediatamente il suo cuore e la porta per la nostra felicità, per il nostro amore eterno.

Appena terminerò questa preghiera, 3 angeli,3 santi, Michele, Raffaele e Gabriele, incontreranno il mio angelo custode e l'angelo custode di (nome di lui\lei) per intercedere e rendere grazia alla nostra unione, alla nostra riconciliazione.

il cuore (nome di lui\lei) sarà pieno di gioia, voglia e tanto amore solo per me (nome vostro). I miei arcangeli mi porteranno nella mente di (nome di lui\lei) ricordando con amore ed emozione le belle parole piene di amore vero, provenienti dal cuore.

Toccatelo\a, addomesticatelo\a, restauratelo\a, ristrutturatelo\a ed illuminatelo\a con le vostre forti luci che emanate, eliminando tutti i mali, ottenendo (nome lui\lei) pieno di amore. (Egli\Ella) deve solo pensare a me e si sentire la mia mancanza ed essere assolutamente sicuro\anche che io sia l'unica persona che ama e che desidera.

Che lui\lei abbia occhi solo che per me, l'amore, il cuore, il desiderio, la passione, l'attrazione, l'amorevolezza, la carità, la gelosia, la felicità, la pace la lussuria, il sesso, la seduzione, la soddisfazione solo con me ora e per il resto della vita sua.

Che mi ami più della vita stessa, e che sia sempre molto geloso\a di me.

Che mi tratti come un re\regina e mi dia dedizione.

Che lui\lei mi guardi innamorato, quasi ossessionato che lui mi chiami, mi scriva, mi contatti affinché voglia fare tutto con me per essere di nuovo con lui e recuperare cosi il tempo perduto, e mi chieda di essere il suo partner (o la sua partner), che voglia fare progetti con me, convivenza oppure matrimonio, e che non possa stare senza di me.

Che mi cerchi con urgenza ancora.

Lascia che sia compiuto ciò in nome di Dio Padre, Dio Figlio, Dio lo Spirito Santo!

Amen.

(https://laveramagia.com/preghiera-potente-per-far-tornare-un-ex/)

Premetto che non sto dicendo che questi rituali o preghiere non funzionano, ciò che voglio fare e solo aprire una discussione su alcune considerazioni, la prima e che nella nostra vita nel mondo fisico e spirituale c'è il libero arbitrio ragion per cui _un gesto d'amore sarebbe lasciar andare_ la persona che abbiamo amato o che amiamo e che non ci ama più per la sua strada, se noi la leghiamo a noi lo facciamo per egoismo e vincoliamo la sua volontà.

Quindi le nostre intenzioni reali quali sono?

Seconda cosa siamo davvero sicuri che questi rituali ci appartengano e che possano davvero racchiudere il nostro potere divino?

Io credo che ognuno di noi essendo diverso ma soprattutto unico nel suo genere, con un'esperienza _"animica"_ in continua evoluzione deve usare l'intuizione dell'anima, quella lampadina che si accende per 5 secondi e che rappresenta la vera e unica energia della creazione, per realizzare il suo rituale, per recitare la propria preghiera che esce innata dal cuore e dallo spirito.

Ognuno di noi ha la propria magia e ha la propria firma esecutiva.

Se ragionate sulle emozioni usate in questi tre rituali, di base c'è la PAURA di rimanere soli, l'OSSESIONE di stare con qualcuno che palesemente non ci ama altrimenti non sarebbe necessario farlo, la PRESUNZIONE di poter andare contro il desiderio e la volontà di qualcuno che diciamo di amare.

L'amore d'altro canto dovrebbe darti la forza di lasciar libero chi non ti ama, proprio perché l'amore che hai per te stessa/o è più forte e potente.

Queste emozioni che ho scritto in grande non hanno nulla a che fare con l'emozione dell'AMORE, quindi l'intento utilizzato manderà un messaggio contrastante alla creazione, nulla toglie che sia efficace perché se le tue intenzioni sono più forti della tua presa di coscienza allora otterrai l'amore bramato fino al momento in cui il tuo amato/a non si renderà conto che tu non sei ciò che fa battere il suo cuore.

Questo accadrà prima o poi perché sei andata/o contro l'unico sentimento che non si può toccare.

*"L'amore o c'è o non c'è
ed è un sentimento inviolabile"*

Non devi dimenticare che emozioni ed intenti devono riguardare personalmente te, non puoi interagire con le frequenze degli altri individui sulla terra in quanto non ti appartengono e di conseguenza non ti risuonano.

È come se tu che non hai mai suonato il violino decidessi di prendere il posto di un musicista professionista in un concerto, il risultato sarebbe una stonatura, il tuo segnale al cosmo non sarebbe armonico come gli altri musicisti presenti ma sarebbe dissonante e fastidioso, richiamando verso di te il disappunto di chi ha pagato il biglietto. Spero di essere stata chiara al riguardo.

"La magia, il potere delle intenzioni agisce con causa ed effetto su chi manifesta le frequenze in armonia con le emozioni che prova"

Capitolo 4

Magia etnia e emozioni

Come fai a capire a che magia appartieni, se non hai nessuno che ti abbia tramandato la storia di famiglia?

Ho provato in molti modi a capire perché io ho certi doni e altri miei famigliari o conoscenti no. Leggendo, ascoltando e facendo ricerche sono arrivata ad una conclusione che probabilmente potrà essere smentita o criticata, anche se attraverso la meditazione e le costellazioni famigliari posso affermare che i conti tornano.

ETNIA	PERCENTUALE
italiana	43%
Greca italiana meridionale	23,6%
iberica	14,6%

Europa settentrionale e occidentale	11,5%
Ebrea aschenazita	3,9%
Asia occidentale	3,4%

In questa tabella potete osservare il mio DNA, potete rilevare che all'interno del mio DNA sono presenti etnie diverse, non avendo un albero genealogico millenario posso trarre le mie deduzioni dalle percentuali qui fornite, più la percentuale e bassa più appartiene ad una mia vita precedente più antica.

Quindi le mie origini sono di base dell'asia occidentale, come posso quindi schematizzare la mia magia sulla base delle etnie conosciute e dai ricordi delle mie vite precedenti?

Per mia deduzione la mia anima ha vissuto in Asia poi si è spostata fino ad arrivare in Italia, non posso sapere quante vite ho vissuto in ogni territorio ma posso affermare che tutte queste culture e popoli mi appartengono a livello di sangue oltre che *"animico"*.

Ogni etnia di provenienza ha Dei, culture e ritualità diverse quindi io ho dentro di me tutte queste magie?

Quali devo eseguire per essere nel giusto?

E tu sai le tue origini?

Ti pongo tutte queste domande perché la realtà la risposta e una sola:

"La magia è unica e inimitabile per ognuno di noi"

Grazie a questa indagine ho appreso da questi popoli molte usanze che mi risuonano e che mi aiutano a vivere meglio la mia esistenza nel qui e ora.

Dovete essere aperti a ciò che vuole uscire dal corpo fisico ed ascoltare.

In molti mi hanno detto spesso: Perché i riti non funzionano?

Probabilmente anche a te, come ad altri è già successo di aver provato ad eseguire un rituale o una semplice preghiera e qualcosa è andato storto.

Le tue richieste non sono state esaudite o ancora peggio ciò che hai visualizzato ti si è rivoltato contro.

Altri non vendendo alcun risultato semplicemente si sono arresi smettendo di credere.

Tutto ciò è plausibile, potete aver eseguito tutto alla perfezione, l'ora giusta, il colore, le pietre, i simboli, tutto perfetto al posto giusto, eppure qualcosa di sbagliato c'è stato.

Come accennato in precedenza la magia risiede dentro di noi, essendo noi divini in quanto alimentati dalla purezza dell'anima. Proprio per questo motivo è fondamentale la nostra vera intenzione, possiamo eseguire tutto con estrema precisione e nonostante ciò sbagliare tutto a causa di emozioni sbagliate.

Ora vi elencherò le emozioni che non dovete provare durante un rito o una preghiera.

NON ESEGUIRE RITUALI con queste emozioni:

abbattuti	esasperati	sconcertati
addolorati	gelosi	scontenti
afflitti	freddi	scoraggiati
agitati	impotenti	smarriti
allarmati	indeboliti	sospettosi
angosciati	indignati	sottomessi
ansiosi	indifferenti	svuotati
apatici	inorriditi	terrorizzati

<u>arrabbiati</u>	inquieti	timorosi
<u>collerici</u>	insensibili	gelosi
atterriti	sconfitti	tormentati
colpevoli	sconcertati	tristi
impauriti	diffidenti	nullità
deboli	sconsolati	vulnerabili
delusi	perplessi	turbati
depressi	malinconici	abusati
demoralizzati	invidiosi	abbandonati
disperati	<u>irritati</u>	attaccati
<u>furiosi</u>	pessimisti	aggrediti

Queste emozioni che proviamo nella nostra vita, influenzano l'anima.

L'ego che ci guida seguendo queste emozioni durante un rituale emana e indirizza nel cosmo intenzioni diverse da quelle dell'anima.

Le frequenze ricevute dal cosmo, in ritorno come uno specchio, ci inviano ciò che abbiamo trasmesso, non essendo emozioni pure dell'anima in luce, riceveremo non la ricompensa bramata ma bensì situazioni che porteranno con sé le stesse emozioni che abbiamo inviato.

Un esempio per renderti più semplice la comprensione.

Immagina di metterti a pregare per proteggere la vostra famiglia dal male, potete ad esempio dire:

"Universo aiutami a proteggere la mia famiglia dal male proteggila e custodiscila, che possa essere forte per combattere il maligno", la vostra intenzione all'apparenza e buona. Riflessione se nel momento in cui stai pregando purtroppo ti senti debole atterrita, impaurita, nullità e terrorizzata dal male che potrebbe arrivare.... Che esito avrei?

....

....

Prova a rileggere la preghiera sopra e immaginati con queste emozioni, secondo te le richieste che arrivano al cosmo che intenzioni avranno e che emozioni devono avere le parole per essere recepite correttamente?

....

....

....
....
....

Lo specchio cosmico ti restituirà ciò che hai inviato in frequenza, quindi situazioni di paura, di terrore in cui tu ti sentirai, inutile, inerme, proprio come le emozioni che hai inviato e difronte a tali situazioni da sola e non sarai in grado di proteggere nessuno.

Queste non erano certamente le tue intenzioni, purtroppo però le emozioni con cui hai affrontato le tue richieste non erano dettate dall'anima e dall'amore.

Uno dei fattori principali per il quale le ritualità del male sembrano all'apparenza più potenti ed efficaci e proprio questa, loro hanno intenzioni e emozioni bilanciate alla circostanza.

Nella lista ho sottolineato alcune emozioni proprio perché efficaci per ottenere una reazione avversa anche dinanzi ai migliori propositi.

Il male è davvero geniale e di conseguenza efficiente, quando utilizza un rituale lo fa con l'intenzione di farti male e usa la rabbia come strumento di comunicazione cosmica. Proprio per questo motivo e fondamentale purificarsi dalle cattive emozioni prima di fare una qualsiasi richiesta al cosmo anche se ti sembra banale.

Non importa quale sia la tua religione, il tuo credo non scordare mai che l'intento non è nulla se non è accompagnato dalle emozioni dell'anima.

Per facilitare questo percorso di pulizia, ti consiglio prima di ogni rituale di fare un bagno o una doccia con olio di lavanda o gelsomino, magari se sei ben organizzata, una buona meditazione che ti riporti in equilibrio e cancelli le emozioni negative. Puoi anche fare una camminata di 30 minuti in mezzo alla natura.

Fatto questo sei pronta/o a chiedere ciò che desideri, attraverso il potere sano della creazione.

Per eseguire un rituale efficace devi avere le seguenti emozioni positive:

serenità

gioia

estasi

fiducia

speranza

meraviglia

ottimismo

amore

compassione

Al costo di sembrare ripetitiva, non metterti a fare richieste se non sei in linea con le tue emozioni, se decidi di essere superficiale procedi ugualmente, non meravigliarti se ricevi reazioni inaspettate.

È giunto il momento di darti alcuni degli elementi generici che ti possono aiutare nel tuo percorso con l'esoterismo, iniziamo dalle forme per giungere poi ai vostri elementi risonanti.

Capitolo 5

Elementi rituali

LA GEOMETRIA NEI RITI

La nostra realtà materiale è composta da forme, che producono determinate onde, che sono in grado di influenzare l'andamento della realtà; questo è un dato di fisica che nella magia viene applicato per rafforzare gli intenti nei rituali, per permettere di raggiungere la manifestazione.

Il cerchio nei rituali viene utilizzato per proteggere le persone al suo interno oppure per intrappolare le energie o le presenze all'interno di esso, il cerchio è chiuso e rappresenta l'essenza cosmica.

Se ci troviamo all'interno del cerchio, il nostro potere non può essere trasferito alle persone o agli oggetti all'esterno del cerchio.

È molto importante scegliere bene il materiale con cui fare il cerchio, in quanto ogni materiale utilizzato può avere più o meno carica e frequenza energetica.

Un rito potente non può avere un cerchio debole, in quanto non avrebbe abbastanza forza per contenerlo o proteggerci e questa deviazione di frequenze fuori dal cerchio potrebbe avere spiacevoli conseguenze.

Il triangolo rappresenta un conduttore di energia, esso può canalizzare l'energia dei minerali. Attraverso il triangolo possiamo potenziare la nostra frequenza, ciò ci permette di raggiungere più velocemente il nostro intento.

La forma del triangolo equilatero può essere usata come amuleto in quanto al suo interno si possono inserire icone, pietre, oggetti e altro in base alla propria esigenza, anche per il triangolo è importante scegliere il materiale con cui realizzarlo durante la ritualità, se il triangolo viene usato come amuleto vi consiglio metalli come oro, rame e ferro.

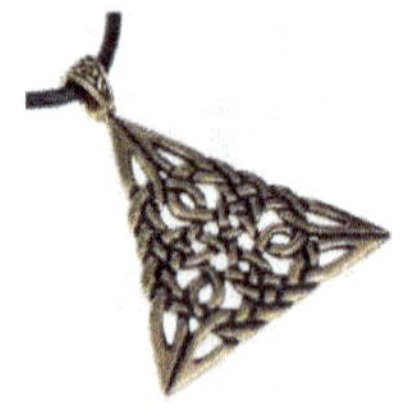

(ciondolo amuleto triangolo a nodo celtico, negozio-medievale.it)

Io preferisco usare il triangolo all'interno del cerchio durante i rituali in modo da potenziare e canalizzare le frequenze mantenendo comunque una buona protezione all'esterno.

Il quadrato, forma che indica la stabilizzazione delle energie, ogni angolo rappresenta un elemento naturale (aria, acqua, fuoco, terra). Questo simbolo possiamo realizzarlo anche con semplici bastoni di legno, purché nei suoi angoli vengano messi gli elementi naturali; il quadrato deve avere gli angoli indirizzati possibilmente verso i punti cardinali.

All'interno del quadrato potete rappresentare altri simboli a seconda delle tue credenze esoteriche, all'interno di esse si possono inserire anche le offerte che volete donare alla persona su cui sei focalizzato/a o al Dio di riferimento.

Il pentacolo, viene usato dalla magia antica, romana, greca, celtica, pagana ecc....

Rappresenta la stella a 5 punte inserita all'interno di un cerchio, da sempre simbolo di potere. Immaginate il pentacolo come un raccoglitore magico, la forma stessa della dea venere è usata come simbolo di bellezza e amore, come ogni cosa però ha due facce la luce ed il buio, ecco perché nell'esoterismo il male la utilizza come stella rovesciata.

Indipendentemente dalla sua posizione il pentacolo è una scatola magica che raccoglie tutte le energie alle quali potete attingere per realizzare i vostri riti, potete caricarlo come una batteria da portare con voi. Il pentacolo nella magia nera veniva inciso sulla pelle dello scalpo dei neonati (cuffia), quindi fai molta attenzione al materiale che utilizzi per realizzarlo in quanto il tuo intento trasmesso in un pentacolo è molto potente e le intenzioni malevole potrebbero tornarti indietro in un modo inaspettato.

Essendo il potere degli intenti una forma di magia creativa e intuitiva, nessuna forma può essere esclusa perché noi trasmettiamo la nostra carica a tutto ciò che creiamo e immaginiamo quindi potresti trovarti a usare forme come i mandala per realizzare i tuoi fini. Per potenziare il trasferimento delle tue parole su carta ti consiglio di utilizzare una matita, perché attraverso la grafite (minerale costituito da carbonio, ottimo conduttore di calore ed elettricità) in essa contenuta, hai la possibilità di aumentare le frequenze di trasmissione del tuo messaggio grazie all'aumento di energia che ti permette di realizzare la tua manifestazione.

Tutte le forme possono essere utilizzate insieme e intersecate tra loro.

I nodi ad esempio fanno parte delle forme non geometriche utilizzate nei rituali; essi, come il simbolo dell'infinito ad esempio, permettono di legare e vincolare le tue intenzioni agli oggetti o alle persone. I nodi vanno usati con moderazione in quanto vincolano il libero arbitrio ad un *patto che deve essere sempre consensuale.*

Se usi un nodo per benedire un oggetto da regalare questo non va contro le leggi universali, se però leghi con un nodo una persona a te senza il suo consenso (spiegato in precedenza) questo viola le leggi e diventa un pericolo per voi.

Potete usare i nodi per fare dei voti personali, ciò che conta e che non vadano ad interferire con le volontà altrui.

Solo la persona che esegue il nodo è in grado di scioglierlo ecco perché, stai ben attenta/o a cosa fai e al perché lo fai e se vuoi, per precauzione, dagli una scadenza naturale, così da non dimenticarti promesse che se infrangerai potrebbero avere spiacevoli ripercussioni.

Oltre ai nodi fisici esiste anche il nodo di sangue. In molti film o romanzi spesso viene citato il patto di sangue, due o più persone che si feriscono e poi uniscono il proprio sangue o con una stretta di mano o bevendo il sangue dal calice. Questa procedura è un nodo molto potente, che il più delle volte rimane vincolante, soprattutto se, chi lo esegue, crede nelle intenzioni.

I legami di sangue stanno nel piano fisico, ci sono casi in cui il nodo di sangue viene fatto da fiamme gemelle, questo può essere trasferito come bagaglio nelle prossime vite.

Quindi fai molta attenzione a non fare legami che potresti portarti nelle vite future e che non puoi annullare, perché ti scorderai di averlo fatto e rimarrà nel tuo bagaglio personale (karma).

Oltre alle forme geometriche la magia usa gli elementi naturali come i metalli, questo elenco ti aiuterà nella scelta degli accessori da utilizzare. Nella magia nera si fanno molti riferimenti ad armi e pugnali   ma io non tratterò questo argomento in quanto non è nelle mie corde.

Il ferro, è un metallo considerato molto potente in quanto ha la capacità di allontanare gli spiriti maligni. Il ferro rappresenta la forza vitale.

Il rame è un ponte tra corpo fisico e corpo astrale, è in grado di direzionare i flussi di energia, nonché di stimolare le attività dei chakra, creando vortici di frequenze energetiche che collegano il corpo all'universo.

L'oro rappresenta la mente, l'immortalità, ha la capacità di aiutarti nel completamento e nella realizzazione delle tue potenzialità. La sua luce richiama la dimensione divina e ti rende incorruttibile.

L'argento viene utilizzato per tenere ordine tra i pensieri e i sentimenti, viene utilizzato come simbolo di purezza, umiltà, giustizia, temperanza, equità e verginità.

Il mercurio, che simboleggia la mente fisica, viene usato nei rituali per trascendere la morte; nell'esoterismo guarisce tutti i mali e permette di vivere una vita piena nonostante le sue proprietà altamente tossiche e velenose. Prima di usarlo vi consiglio di leggere molti libri sull'argomento.

Il piombo è emblema dell'individualità intatta. Il piombo purificato (bianco) simboleggia la materia permeata di forza spirituale e la possibilità di trasmutare i corpi o lo spirito.

Lo stagno viene usato sia per la creazione di sigilli, che per la fortuna e la prosperità.

Molti non sanno che gli elementi più utilizzati in natura sono 4: terra, fuoco, aria ed acqua; come sono 4 i punti cardinali usati per gli allineamenti: nord, est, sud e ovest.

È molto importante utilizzare questi elementi duranti i rituali.

Molti associano i segni zodiacali agli elementi o ai pianeti. Io per esperienza credo che ogni elemento lo devi indossare come un vestito. Se non ti senti a tuo agio ad uscire vestita in un certo modo le tue emozioni non saranno positive.

Ad esempio, il mio segno zodiacale è un segno di fuoco, eppure io prendo energia dall'acqua, quindi non rimanere attaccata/o a elementi che non senti nelle tue corde ma provali tutti per capire davvero chi sei e qual è il tuo potenziale.

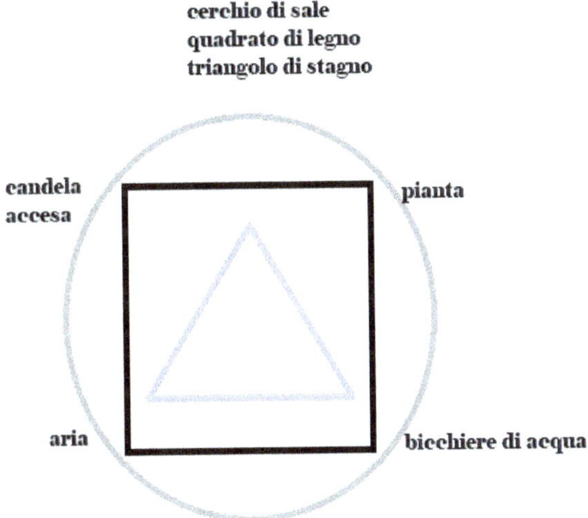

Questa immagine rappresenta un esempio di come puoi realizzare il tuo altare usando gli elementi naturali.

All'interno del triangolo puoi inserire le pietre che riterrai più utili per la tua pratica.

Le proprietà delle pietre e delle gemme sono davvero molte e ci sono in commercio molti libri esaustivi al riguardo, quindi mi limiterò a elencare solo le pietre in base al loro elemento naturale più attivo.

Pietre d'acqua:

ametista, quarzo (bianco rosa o fumé), occhio di tigre, avventurina, diaspro rosso.

Pietre di fuoco:

Agata botswana, ambra, ematite, pietra del sole, granato, rubino, rodocrosite, pirite.

Pietre di terra:

Agata muschiata, aragonite, calcite verde, egirina, magnetite, malachite, onice, occhio di gatto, occhio di bue, ossidiana.

Pietre d'aria:

Apatite, angelite, ametrino, amazzonite, apolitillite.

Ce ne sono molte altre ovviamente.

Voglio ricordarti un concetto molto importante. Cerca di non ordinare le pietre on line, recati in un negozio e sceglile, le pietre e le gemme racchiudono dentro di sé molti ricordi, loro assorbono la storia e le energie dentro di sé, solamente tenendole in mano ti trasmettono le loro energie e frequenze, solo così potrai capire se fanno per te o no, mi piace pensare che a modo loro ci parlino.

Ognuno di noi viene su questa terra non solo per la propria esperienza ma anche per assolvere al compito che gli è stato affidato, la sua missione. Le pietre nella vita quotidiana possono aiutarci ad affrontare le nostre prove potenziandoci, oppure potrebbero indebolirci, quindi e fondamentale che tra voi si crei un legame energetico che va percepito fin da subito.

Ti porto un esempio che ho vissuto personalmente, molto tempo fa, mentre passeggiavo in montagna lungo un sentiero che portava ad una fortezza distrutta, ho trovato un sasso, niente di che, era un pezzo di granito che luccicava grazie ai raggi del sole che penetravano tra i rami degli alberi. Da lontano ho intravisto quel bagliore e mi sono sentita subito attratta, l'ho raggiunta e raccolta togliendola dal muschio e dalla terra che la tratteneva. Quando l'ho stretta tra le mani, ho sentito scorrere in me, dolore rabbia e paura, mi sembrava di essere senza forze, e mi è caduta a terra, l'ho lasciata a terra e spostata con il piede sul bordo del sentiero.

Continuando a camminare mi guardavo in giro e lungo la strada c'erano le tombe di pietra di molte persone morte in quel bosco durante la guerra. La pietra aveva accumulato su di sé tutte le emozioni di quelle persone che hanno vissuto combattendo e sono morte sopra o vicino a lei. Tornando indietro l'ho raccolta con un fazzoletto e a casa l'ho pulita e accettata per quello che era. Questo per dirti che ogni cosa che appartiene a Madre Natura ha una sua memoria e una sua frequenza emotiva. E tu devi imparare a usare e canalizzare il loro potenziale soprattutto quando devi costruire strumenti o amuleti.

Prima di passare a spiegarti come capire quali sono i tuoi elementi di potere, ti consiglio di vedere attraverso la numerologia la tua missione in questa vita.

Ti chiedo di fare questo perché ti può aiutare a capire quali sono i doni e i valori che ti condurranno alla grandezza di te stessa/o in modo spirituale.

Una lezione importante che ho compreso nella mia vita è che i doni che si hanno non vanno utilizzati per arricchirsi economicamente e che ciò che facciamo lo dobbiamo fare senza aspettarci qualcosa in cambio, dobbiamo essere e vivere nel presente facendo ciò che ci fa stare bene (nel qui ed ora senza aspettative), anche se questo non è facile da fare.

Capitolo 6

La nostra missione o attitudine

Analizziamo insieme il tuo percorso di vita così da capire meglio dove cercare i tuoi elementi personali.

1	A	J	S
2	B	K	T
3	C	L	U
4	D	M	V
5	E	N	W
6	F	O	X
7	G	P	Y
8	H	Q	Z
9	I	R	

Addiziona i numeri che corrispondono alle lettere del tuo nome e del tuo cognome segui la tabella che ti ho inserito, se il risultato supera il 9 somma le due cifre, esempio il tuo nome da 5 e il tuo cognome da 6 totale 11, ora somma 1 più 1 il risultato sarà il 2.

Esempio pratico, LUIGI 3+3+9+7+9 =31 =3+1=4
TREVIO 2+9+5+4+9+6 =35 = 3+5=8 somma ora 4
del nome e 8 del cognome = 12 visto che supera il 9 si
somma 1+2 =3 numero corrispondente a cui fare
riferimento è il 3.

Puoi ora provare tu.

....

....

....

Se avete cambiato nome in età adulta o dopo il
matrimonio vi chiedo di utilizzare il nome che vi è
stato affidato alla nascita anche se non vi piace.

Scriverò al femminile per praticità, la stessa cosa vale
per gli uomini ovviamente.

1:

Persona molto determinata, spesso commetti azioni
che si rivelano errori di cui ti penti all'istante. Dici
sempre come ti senti e sveli subito le tue carte, per
questo sei una persona leale e piena di amici che
contano su di te. Sei indipendente ma odi la
solitudine, hai sempre bisogno di essere circondata da

qualcuno. Non hai paura dell'amore. Nella vita sei ambiziosa e spesso vieni considerata opportunista, buon imprenditore della vita, la tua strada è sicuramente l'arte in tutte le sue forme.

2:

Riservata e distante ma solo nell'apparenza, ti presenti in modo freddo solo perché sei una persona molto forte, sensibile. Usi l'ironia e il sarcasmo per evitare le delusioni. In amore hai bisogno di protezione e comprensione; sai come giocare con la tua sessualità per far innamorare. Sei una persona romantica e il matrimonio per te è sacro. Sai comunicare in modo eccellente e questo potrebbe essere una vocazione lavorativa di tutto rispetto.

3:

Sei una persona con una fervida immaginazione, questo ti permette di collegare la tua anima e il tuo spirito in attività creative; segui il tuo sesto senso per prendere le decisioni. Essendo una persona pragmatica, sia in amore che sul lavoro, non sopporti chiacchere e ipocrisia. In amore sei sempre alla continua ricerca del vero amore e questo ti fa cambiare spesso compagno soprattutto se non supera le tue prove. Nel lavoro hai bisogno di continue rassicurazioni e incoraggiamenti, per la tua indole sei adatta a lavorare in squadra, la tua missione ed essere un sostegno ai progetti.

4:

Sei molto organizzata, sistematica e precisa, segui uno schema e non sai essere spontanea. Prendere decisioni non ti appartiene, vuoi essere comandata e guidata, quindi essendo fin troppo prudenti e non ti avventuri mai oltre le tue conoscenze; questo atteggiamento lo tieni sul lavoro e anche nell'amore. Con la tua anima gemella sei in grado di donarti completamente. Sei un ottimo sostegno per la realizzazione dei progetti altrui, il tuo rapporto con il denaro ti permette di essere un' ottima risparmiatrice e questo ti permette di aiutare gli altri nel lato economico, risolvendo i loro problemi in modo veloce grazie al tuo pragmatismo.

5:

Persona curiosa e decisa a provare tutto, si dice di te che non hai paura di niente. Fin dall'adolescenza hai preso le tue responsabilità, nonostante l'apparente timidezza, sai affrontare le situazioni difficili con sangue freddo. Nella vita, ma soprattutto nell'amore i compromessi non sono ben accetti: ho dai tutto o non dai nulla. Sul lavoro sei molto indipendente, la tua vocazione verte verso il turismo e l'intrattenimento che senti più nelle tue corde e ti permettono di seguire le tue passioni interiori.

6:

La tua fantasia infantile per le dichiarazioni d'amore da romanzo sono un chiodo fisso, hai bisogno di tenerezza e parole dolci per sentire una soddisfazione nel cuore. Questo tuo desiderio però spesso manda segnali confusi alle persone che ti circondano venendo così fraintesa. Hai molto talenti nascosti che spesso tieni segregati nei tuoi sogni e così facendo vengono sprecati perché non usati nella realtà. Hai la qualità innata di riconoscere le persone di fiducia, dote non da poco, purtroppo sul lavoro il tuo continuo vivere con la testa altrove non ti aiuta. La tua eterna missione è lavorare per migliorare te stessa.

7:

Hai abili capacità di osservazione e di analisi. Spesso sembri enigmatica ed ambigua ma in realtà stai analizzando la situazione in cui ti trovi. Hai la capacità di dare ottimi consigli proprio grazie a questo dono, sei molto concentrata nella propria introspezione. Talvolta questa dote in amore potrebbe essere un difetto. Sai che la tua strada è già scritta e spesso di perdi forti emozioni che intersecano la tua via. Per paura di uscire dal tuo percorso potresti perderti un amore importante. Sei una persona molto perseverante e studiosa, questo ti permette di aiutare le persone a trovare la loro strada e sei in grado di aiutarli a risolvere alcune loro problematiche di vita.

8:

Sei un capo che comanda, e ti fai seguire dal tuo piccolo esercito che pende dalle tue labbra. Sei molto impulsiva e nonostante la stima che le persone hanno di te, allo stesso tempo temono le tue decisioni. Per te è fondamentale raggiungere gli obbiettivi non importa come. La tua dote di guida e comando possono aiutarti per perseguire grandi progetti attenta a non condurre gli altri verso la strada sbagliata.

9:

Sei vulnerabile alle bugie e al tradimento, questo a causa dei tuoi profondi ideali e alla tua visuale innata di un mondo pacifico. Nonostante ciò, in caso di problemi e avversità, sei una guerriera. Sei molto determinata difendi ciò in cui credi, sia che questi siano progetti o persone, e agisce con metodo e costanza. Purtroppo il tuo vedere tutto buono ti porta a essere usata/o sul lavoro, perché le persone tendono a manipolarti per le tue capacità incredibili. Purtroppo le ferite della vita sentimentale ti hanno lasciato lacerazioni profonde e non credi più nel vero amore. La tua dedizione alla vita ti aiuterà ad essere la guida per la serenità e la pace degli altri.

Attraverso la numerologia puoi vedere la missione che la tua anima ha scelto, in questo caso devi sommare tutti i numeri della tua data di nascita esempio 26 /11/ 1980 sommerai:

2+6+1+1+1+9+8+0 =28, se il numero è superiore a 22 devi sottrarre il 22 dal quel numero per ottenere la tua missione, 28 − 22 = 6 questo è il numero a cui devi fare riferimento, se il numero iniziale è inferiore a 22 cercalo così com'è.

Il risultato equivale alla carta degli arcani maggiori corrispondente, per calcolare invece il valore dell'essenza della tua anima devi sommare in questo caso 2+8=10 anche questo numero si riferisce alla carta corrispondente degli arcani maggiori.

Conoscere le tue caratteristiche e la tua missione ti permettono di concretizzare meglio i tuoi intenti.

Molti usano calcolare anche l'anno emblematico di corrispondenza, in questo caso devi sommare il numero del giorno e il numero del mese 26+11= 37 anche qui essendo superiore a 22 devi sommare 3+7=10

Gli arcani maggiori sono i seguenti:

1 Il Bagatto (anche chiamato Il Mago o L'Alchimista)

2 La Papessa

3 L'Imperatrice

4 L'Imperatore

5 Il Papa

6 Gli Amanti

7 Il Carro

8 La Giustizia (al numero 11 nei tarocchi Rider-Waite per la cartomanzia e nei mazzi successivi)

9 L'Eremita (o il Tempo)

10 La Ruota

11 1La Forza (al numero 8 nei tarocchi Rider-Waite per la cartomanzia e nei mazzi successivi)

12 1L'Appeso

13 La Morte (conosciuto anche come L'Arcano senza nome)

14 La Temperanza

15 Il Diavolo

16 1La Torre

17 1La Stella

18 La Luna

19 Il Sole

20 Il Giudizio (anche chiamato l'Angelo)

21 Il Mondo

22 Il Matto

Ora le carte degli arcani possono darti una linea guida di partenza. Ovviamente fai attenzione a non farti ingabbiare in un dogma che non ti rappresenta, solo tu puoi essere certo di chi sei, del perché sei qui e del tuo valore interiore.

Analizzare sé stessi attraverso la numerologia e con l'astrologia esoterica ti può essere molto utile per capire chi sei, cosa sei venuta a fare sulla terra, così da poter utilizzare la magia per potenziare te stessa e la realtà che ti circonda.

Potrà sembrare che sto uscendo un po' dal seminario, però vorrei raccontarti la mia esperienza fin da bambina.

Abitavo in campagna in una piccola fattoria, capitava alcune volte che qualche animale si ammalava, quando lo osservavo percepivo la sua sofferenza, sentivo il suo dolore, e dentro di me c'era quasi una morsa che mi stringeva i polmoni e non riuscivo a respirare, questa sensazione mi passava solo quando decidevo di fare qualcosa.

C'era questa coniglia che soffriva molto perché aveva la "rogna" e mio padre aveva deciso di sopprimerla (anche perché poteva contagiare tutti gli altri) non potevo permetterlo! la coniglia non aveva fatto nulla di male, si era ammalata, ma i suoi occhi volevano vivere. Così l'ho isolata dagli altri conigli, non sapevo cosa fare, sono andata a fare ricerche nei libri e ho chiesto ai nonni. Per mia fortuna c'era una sorta di cura a base di zolfo in polvere, dovevo cospargere le ferite della coniglia con la polvere e una volta seccate, togliere lentamente la pelle putrefatta senza toccare il corpo per non infettarla ulteriormente, non era facile e la pelle puzzava già di morte, nonostante ciò non mi sono arresa, la coniglia stava ferma. Si faceva medicare perché aveva capito le mie intenzioni, le parlavo e le chiedevo di fidarsi di me. Andavo nel prato in cerca di quadrifogli da farle mangiare, di "occhi della madonna" perché intuivo che potevano aiutarla. Raccoglievo la piantaggine per aiutarla a combattere la malattia dall'interno. In un mese la coniglia si era ripresa. Ancora oggi mi basta toccare una persona per percepire il suo stato di salute, vedo un'ombra nera, un'interruzione elettrica, oppure sento e vedo nella mia mente cosa affligge fisicamente la persona.

Ti racconto questo per farti capire che spesso sono le nostre intenzioni intense e decise a fare la differenza, Ho sempre avuto la sensazione dentro di me di aiutare e, anche se ho provato a zittire questa voce interiore, l'intuizione della mia anima purtroppo o per fortuna non ci sono mai riuscita, se vado in contrasto con ciò che sono mi ammalo.

Scopri chi sei e segui la tua strada senza paura e fatti illuminare dalla luce che hai dentro di te, nessuno può interferire con la natura del tuo essere.

Ora è giunto il momento di insegnarti quali sono i tuoi elementi, se guardi on line o nei libri classici di magia, quelli che hanno il permesso di essere venduti troverete che ogni segno zodiacale ha degli elementi specifici che lo potenziano. I miei studi e gli esperimenti mi hanno mostrato che, se rimaniamo legati ai soli elementi planetari, il nostro vero potenziale rimane limitato. Ii faccio un esempio con quello che sarebbe previsto dal mio segno zodiacale: ARIETE.

Vi diranno che l'ariete e il primo segno dello zodiaco che è governato da Marte (Dio della guerra) e da Plutone, segno maschile, elemento di Fuoco, la qualità cardine, il suo colore è il rosso, la pietra fortunata è il corallo e il giorno fortunato è il martedì.

Ovviamente c'è molto altro sull'ariete, quello che voglio dirti è questo, IO personalmente non ho nessuna attrazione verso il corallo, sono più attratta dall'acquamarina; il rosso mi dona come colore e mi rende molto attraente agli occhi delle persone, però il nero e il viola mi fanno sentire a mio agio, mi rilassano e creano il mio ambiente protetto; sono un elemento di fuoco e infatti soffro il freddo, però prendo la mia energia dall'acqua, quando sono scarica ho bisogno di andare al mare o in un corso d'acqua. Il mio lato femminile è molto pronunciato. Ti racconto questo perché è necessario uscire dagli schemi e conoscere bene se stessi, pregi e difetti e sopra ogni cosa perdonarsi per gli "errori del passato", in quanto per una strega o stregone il rimpianto e il rimorso sono emozioni dannose per realizzare la propria missione.

Capitolo 7

Elementi Risonanti

Ora che tutto ti è chiaro ho il piacere di insegnarti come trovare gli elementi risonanti, ci sono pietre che ti piacciono in modo particolare?

....

....

Quando le stringi tra le mani senti che ti chiamano, vibrano, hai la necessità di toccarle, queste pietre sono un elemento, questo può avvenire anche con i metalli, spesso l'attrazione ai metalli è abbinata ad una determinata situazione emotiva che stai affrontando.

Se hai un giardino o delle piante in casa, devi aver notato che alcuni tipi di piante muoiono sempre nonostante le amorevoli cure ed altre invece sono forti e crescono in modo fantastico nonostante tu non faccia nulla per aiutarle, queste piante sono un altro elemento, io nel mio giardino ho due piante che nascono da sole la malva e lo stramonio. Non le ho piantate, sono arrivate da me e diventano enormi, io le uso perché sono un dono che mi potenzia. Sotto allego le immagini per rendere l'idea.

Ci sono persone invece che sentono l'esigenza di abbracciare gli alberi. Ognuno di noi avverte il richiamo di madre natura in modo diverso, io parlo spesso con le piante e le ringrazio per ciò che fanno per me, mi curano quando sto male, colorano e profumano la mia giornata, si donano per permettermi di nutrirmi.

Negli ultimi anni si parla molto di cromoterapia e di come i colori hanno influenze positive e curative su di noi, prova quindi ad immaginare di vestirti e di guardarti tutto il giorno con un colore che non ti appartiene, questo ti porterà a soffrire in modo inconscio.

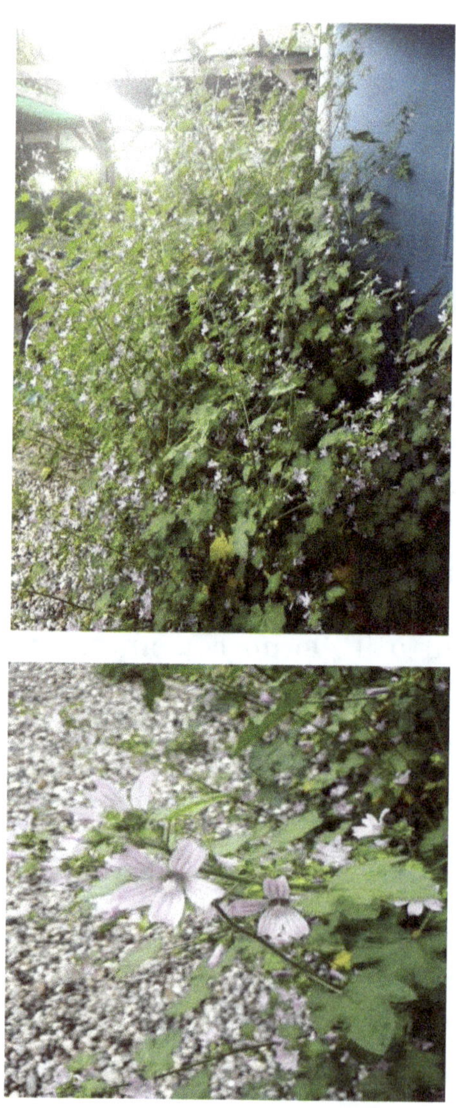

Ti sarà capitato di andare in un negozio di abbigliamento e di sentirti attratta/o da un abito magari vistoso di un colore troppo vivace, che però trovi davvero fantastico e poi però non lo acquisti, perché credi che non ti calzi bene, che non è adatto al tuo corpo al tuo carattere, scuse come "poi quando potrei indossarlo" e tante altre parole dette dall' ego interiore che non vuole certo la tua evoluzione e così non lo compri e ti accontenti di qualcosa che in realtà non è in sintonia con la tua anima. Altre volte le tue decisioni sono vincolate ai consigli di amici e famigliari e dalla paura del giudizio della società, che spesso fa sì che le gabbie ti chiudano in modo inconscio dentro schemi che non ti appartengono.

Questa decisione limita le tue potenzialità magiche, perché tutto ciò che esiste è energia e frequenza quindi tutto attorno a te è magico.

Ciò che ti risuona, ti appartiene, è lì per essere usato.

Ci sono momenti in cui la tua intuizione ti dice cosa fare e come farlo; nel momento in cui non accettiamo questa intuizione scrivendola, in automatico questa creazione passerà ad un'altra persona collegata alla rete universale delle frequenze.

Ti porto un esempio:

io sono mamma e quando il mio secondo figlio era piccolo avevo bisogno di dargli una medicina che lui non voleva proprio prendere, così ho bucato il ciuccio con una siringa in più punti ed ho iniettato al suo interno la medicina, ed ha funzionato lui ha preso la medicina senza rendersene conto. In seguito ho disegnato un prototipo di ciuccio che avrei mandato alla Chicco, però ho fatto l'errore di parlare con molte persone e alla fine dopo mille critiche mi hanno persuaso a lasciar perdere.

Tu potresti non crederci, ma un anno dopo è uscito in produzione il cuccio che ho disegnato io però aimè non sono stata io a realizzarlo, per il semplice fatto che non ho seguito le frequenze giuste e mi sono fatta influenzare da persone che non sono me.

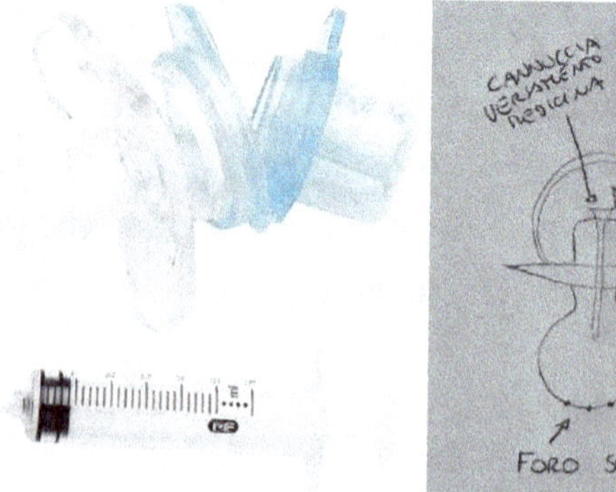

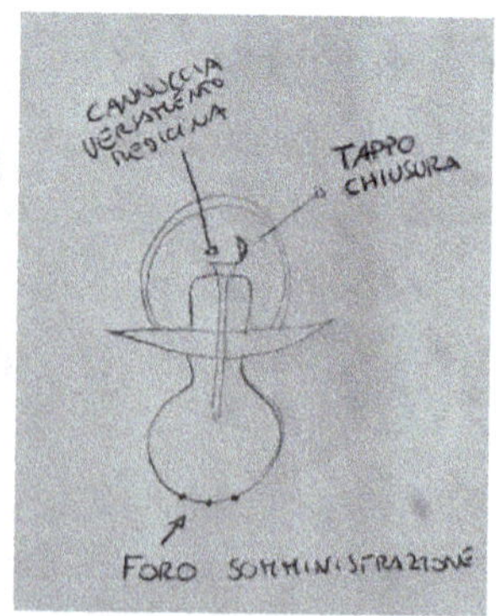

Voglio essere sicura che tu comprenda l'importanza di rimanere in collegamento con il creato, in quel periodo facevo spesso rituali per la salute, l'abbondanza e la ricchezza, la risposta era arrivata ed io non l'ho ascoltata, così altri si sono arricchiti con l'abbondanza che avevo richiesto. Insisto molto su questo passaggio in quanto la connessione e le frequenze sono fondamentali per manifestare il tuo intento ed il tuo potere.

"Tutto ciò che puoi sognare appartiene alla creazione e viaggia nel cosmo, chiunque aperto alla connessione cosmica può ricevere il disegno e realizzarlo"

Ti dirò una cosa che forse Ti sei dimenticata, il tuo viaggio sulla terra serve per renderti felice non per compiacere gli altri.

Per questo motivo sii la luce interiore che devi essere, ti piace il colore verde, vestiti di verde anche se ti dicono che non ti dona, perché, se il verde ti fa stare bene allora il verde sta ricaricando la tua batteria.

Una strega o uno stregone non possono mai rimanere scarichi.

Proseguiamo con gli elementi.

Il mio animale guida è il Lupo. In realtà, anche se il lupo è il mio spirito guida nella meditazione, il gatto è da sempre il mio animale *"animico"* in quanto mi guida e mi aiuta nella guarigione delle ferite emotive e mi permette di avere un contatto con il mondo degli spiriti.

Il tuo animale guida?

....

....

Questo è l'esercizio che devi fare:

Osserva il mondo che ti circonda, guarda i colori e fermati quando c'è un colore che ti fa sorridere, quello è il tuo colore, entra in un negozio di pietre guardale e acquista la pietra che ti attrae di più, stessa cosa fai con i metalli, mettili sopra un tavolo e senti dove l'istinto ti guida, passeggia in un prato in montagna, in un vivaio e ascolta la voce delle piante e trova il fiore che rappresenta la tua anima.

Quando hai eseguito questo esercizio sei già a metà strada. Puoi segnare qui i tuoi elementi.

....

....

....

....
....
....
....

Ricorda che il corpo fisico e composto da tutti gli elementi e ne ha bisogno, quindi gli elementi di appartenenza sono dei potenziatori della tua energia ma devono comunque essere supportati dagli altri elementi naturali.

Ogni strega o stregone a questo punto deve decidere in che elemento vuole praticare e vivere.

Elemento del FUOCO:

Segui i tuoi sogni, stabilisci i tuoi obbiettivi, puoi creare una tavoletta delle visualizzazioni, credere nel tuo potenziale e lottare con la consapevolezza che puoi realizzare qualsiasi cosa nella vita.

Elemento dell'ACQUA:

Umiltà e gratitudine sono le parole chiave, amare gli altri e servire gli altri e, non meno importante imparare ad accettare e cogliere ogni cosa così come le energie fanno andare il flusso dell'acqua nel cosmo.

Elemento dell'ARIA:

Apri la tua mente (leggera come una piuma), liberati non essere schiavo delle tue convinzioni e di quelle della società. Il compito per accrescere il tuo potenziale consiste nelle leggere e meditare perché il tuo obbiettivo è raggiungere l'illuminazione spirituale.

Elemento della TERRA:

La semplicità ti rappresenta. Bisogna essere ben radicati (come un albero), una brava persona che fa ciò che è necessario per sé stessa, per la propria famiglia e per la società. L'obiettivo finale è essere la migliore versione di noi stessi per essere efficienti nel migliorare la vita della collettività.

Elemento QUINTO:

Rappresenta la quinta essenza, è necessario connettersi con la propria anima e con il Dio della creazione universale. Devi creare un collegamento con gli spiriti della natura, vivere soltanto nel momento presente, devi ascoltare e seguire la tua intuizione. Il tuo obbiettivo è la tua crescita personale all'interno del Piano Divino.

Questa è un'infarinatura del percorso che devi intraprendere se vuoi entrare nella sfera dell'esoterismo.

Non avere mai paura di ciò che sei, usala per trasformarti nella tua vera natura.

Negare il tuo essere interiore, favorisce una vita dolorosa.

Abbraccia il richiamo degli elementi, amati e vivi in armonia con essi.

Capitolo 8

Parole e pensieri

Come già spiegato in precedenza le tue intenzioni sono alla base della magia. Nel rituale e nella vita, oltre agli elementi e alle emozioni, si usano anche parole e pensieri spesso inconsci.

La magia, le frequenze e le energie sono sempre attorno a Te, Ti circondano anche se non lo noti, fanno parte della tua quotidianità, sono molto importanti quando fai delle ritualità.

Non dimenticare però come usi le parole e pensieri durante la giornata, perché questi hanno un proprio cammino; soprattutto se sei superficiale potrebbero compromettere l'esito dei tuoi desideri o delle tue missioni. Ora ti spiego il perché:

I pensieri sono la carica elettrica del campo quantico, sono direttamente legati ai sentimenti i quali invece, producono una carica magnetica nel campo quantico.

Ne consegue che il modo in cui pensi e come ti senti, cambia la carica che trasmetti di energia elettromagnetica all'universo. In questo modo influenzi ogni singolo atomo della Creazione.

Il tuo pensiero manda un segnale all'esterno di te anche se secondo te è solo nella tua mente. La direzione del pensiero influenza il presente e soprattutto il futuro.

Il sentimento che utilizzi nella ritualità, al contrario, attrae a te l'esperienza del passato. Quella che hai già vissuto. Cambiandone la percezione.

Le parole che utilizzi, sono fatte di vibrazioni o meglio definite di frequenze, (hertz), quindi le vibrazioni che generi quando fai un rituale (ma anche nella quotidianità) hanno il potere di creare la realtà.

Ad esempio la musica che ascoltiamo di solito a 440 Hz, questa frequenza è dissonante, disarmonica rispetto a madre terra e all'universo stesso, ascoltiamo questa musica ignari della sua tossicità sia per il nostro corpo che per la nostra mente, purtroppo radio e tv e social usano questa frequenza per portarci ad acquisti compulsivi e alla manipolazione delle masse.

Se vuoi preparare bene il tuo corpo e la tua mente ed il tuo spirito ad essere recettivo ed un buon canale di trasmissione delle tue intenzioni queste sono le frequenze che devi usare:

432 Hz detta anche frequenza scaccia demoni usata molto da Mozart, Verdi e i Pink Floyd.

Questa musica aiuta la guarigione del corpo fisico e ti ricongiunge con la voce dell'universo, creando uno stato armonico tra te ed il tutto.

174 Hz ti aiuta a togliere il dolore fisico, utile anche nel dimagrimento in quanto abbassa i livelli di cortisolo.

369 Hz nominata frequenza di Tesla ti aiuta nella manifestazione

396 Hz ti toglie sensi e di colpa e paura, vibra stimolando la ghiandola pineale o terzo occhio.

417 Hz ti aiuta nei grossi cambiamenti.

528 Hz ti rende felice, ed è in grado di creare armonia nel tuo DNA.

639 Hz ti aiuta a rendere più armoniche le tue relazioni.

741 Hz ti aiuta a pulire e purificare il sé.

852 Hz ti connette con la tua parte spirituale utile nei viaggi astrali.

Quindi fai molta attenzione che la musica che ascolti non generi in te emozioni negative.

Questo potere generato dalle tue parole non solo ha effetto all'esterno di te, ma anche dentro di te, quindi è indispensabile fare molta attenzione al loro utilizzo.

Quando affermi ad alta voce una frase come:

"Voglio che questo ciondolo mi protegga e custodisca", hai il potere di generare la frequenza di protezione.

Se dici "io sono felice" la frequenza generata è la frequenza della felicità, creando così un'energia vibratoria in grado di attrarre tutto ciò che è positivo e genera felicità, così facendo sei lontano dai radar del male.

Ecco perché insisto molto su questo argomento, molti riti che troverai nei libri ti fanno scrivere, io ti consiglio non solo di scrivere ma anche di leggere e parlare ad alta voce.

Nella vita di una strega o stregone la modifica dell'ambiente circostante è fondamentale per l'equilibrio della propria energia interiore. Ciò che crei attorno a te è alla base della tua crescita personale e di potere, iniziate a cambiare modo di parlare con te stesso/a e con gli atri, ringrazia madre natura per i doni che ti fa, sii grata/o anche degli eventi sfavorevoli, parla ad alta voce con sentimenti di armonia e questo caricherà la materia attorno a te di energia positiva dalla quale potrai attingere nei momenti di sconforto.

"La creazione avviene nel qui ed ora."

Potrai fare rituali, esprimere desideri, costruire oggetti magici potenti, dai spazio e libero sfogo alla fantasia e crea tutto ciò che sei in grado di immaginare. Ricorda però che non puoi cambiare il passato, ma da esso puoi trarre emozioni che hanno il potere di deviare il tuo cammino. Ricorda che il futuro non è scritto e non può ricevere energie per realizzarsi in quanto ancora non esiste, il presente è tutto ciò che hai ed è tutto ciò su cui puoi lavorare per delineare il tuo cammino. Se rimani focalizzata/o in un futuro scritto da altri è molto probabile che questo si avvererà, la paura è la peggior nemica di una strega, se ti leghi a ciò che non vuoi tutto ciò che farai è ricevere ciò da cui scappi.

Le parole, i sentimenti e la scrittura sono le chiavi per una magia concreta, recettiva ed efficace; padroneggiare questi elementi è l'unica maniera per completare e raggiungere la propria evoluzione.

Nella storia dell'umanità ci sono molte pergamene e tavole scritte in modi diversi, le più potenti sono incise nelle ossa, nella pietra o nelle cortecce degli alberi. Ogni popolo ha le sue parole chiave e le sue lingue antiche, i riti della stregoneria che trovi più comunemente nei libri sono in latino, quindi se vuoi utilizzare rituali appartenenti ad altri popoli o lingue è molto importante che tu sia in grado di padroneggiarli con precisione.

Ti porto un esempio che è diventato molto di moda nei secoli, anche in culture non celtiche.

Probabilmente hai già sentito parlare delle rune.

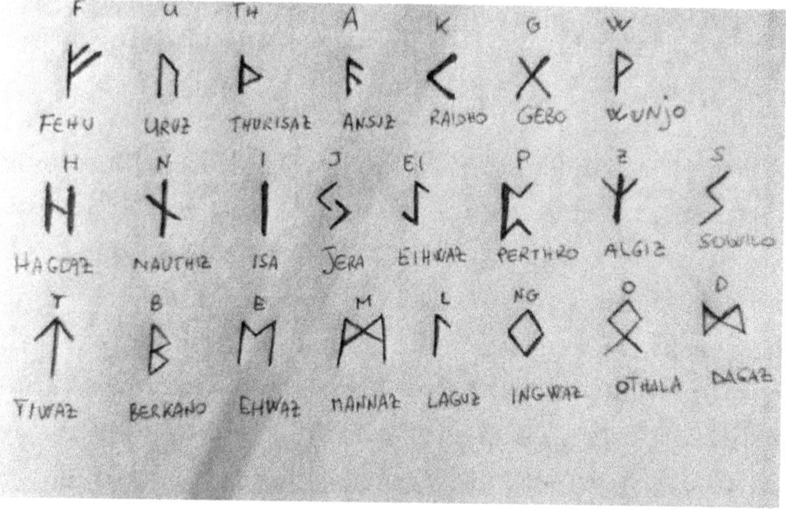

Questi simboli sono, e vengono ancora, molto utilizzati per predire il futuro ma anche come incisioni in monili ed amuleti in quanto hanno una forte carica energetica proveniente dal passato. Questo vale anche per la lingua Latino.

Tutto ciò che è stato radicato nella cultura popolare anche se non sempre riportato in modo corretto, è comunque impregnato di energia mistica molto potente. Ci sono molti libri dove potete trovare il significato delle rune, io qui di seguito vi porterò un accenno molto superficiale.

FEHU: Rappresenta la ricchezza materiale e spirituale, il potere, l'energia cosmica che si raccoglie, dall'era primordiale è il potere creatore. Significa il raggiungimento delle proprie soddisfazioni, affari fortuna e obiettivi raggiunti; se rovesciata invece indica passività noia e problemi finanziari. Incisa sulla porta di casa può aiutare la ricchezza famigliare.

URUZ: La forza originaria, forza bruta, l'energia della fertilità originale, la potenza originaria. La resistenza e l'energia che fluisce in noi ma senza dominarci; esprime la volontà e la determinazione di combattere contro le avversità e la capacità di affrontare chiunque. Per molti significa una buona salute, avere molta fiducia in sé stessi ed essere coraggiosi. Rovesciata indica delusioni e occasioni perse, salute debole e chiusura sentimentale. Può essere incisa per infondere coraggio e determinazione.

THURISAZ: Il nemico dell'avversità, questa runa rappresenta il potere del martello del Dio Thor, impone rispetto. La pianta di Spina tiene lontano i nemici creando uno scudo di difesa e di attacco dalle forze brute. L'azione conscia della mente, significa protezione nelle imprese e rigenerazione personale.

Rovesciata indica incertezza, scoraggiamento e resistenza passiva alle avversità.

ANSUZ: Il potere divino, creatore, il Dio Odino, il potere della parola, la runa del suono (ASS), comunicazione intelligente e consapevole, significa onestà, messaggi e incontri di successo in esami e prove. Rovesciata è presagio di cattivi consigli, rapporti falsi ed ingannevoli. Può essere usata come supporto incisa sui libri di scuola.

RAIDHO: Il carro solare di Thor, ruota e viaggio, rappresenta il movimento e la determinazione di una persona nel prendere decisioni, un viaggio da percorrere per trovare i propri valori alla ricerca di sé stessi. Permette di ritrovare la retta via e l'ordine corretto delle cose. Rovesciata indica ritardi nei piani personali, impedimenti, viaggi improvvisi pieni di impedimenti e turbamenti. Può essere incisa nelle valigie o nei biglietti di partenza per le vacanze o nei viaggi di lavoro.

GEBO: Dono, il sigillo sacro dello scambio e dell'interazione di due forze. Runa favorevole, quando appare porta doni e generosità. Preannuncia che i progetti in corso avranno successo, nelle relazioni indica che la coppia sarà felice e senza costrizioni. Può essere incisa nei regali tra innamorati.

WUNJO: Insegna rappresentativa della tribù la gioia, l'estasi, Odino, la Via, parentela tra esseri, armonia nel clan. Ottima da usare se si vuole esaltare la forza di una squadra.

HAGLAZ: Rappresenta il seme della creazione primordiale, rappresentato anche come un uovo di ghiaccio (grandine), archetipo cosmico. Questa runa viene interpretata come il bisogno del subconscio di un cambiamento per evitare una rottura. Cambiamento da una storia passata, da problemi non superati, o da lezioni mai comprese. Questa runa ci insegna ad affrontare e riconoscere i problemi in modo da non trovarci impreparati dinanzi alle situazioni, così da avere tutta la forza necessaria per proseguire nel nostro cammino.

NAUTHIZ: Fuoco di vita, il fuoco di necessità, ciò che ci illumina e riscalda il nutrimento, il destino, il sollievo dallo sconforto, costrizione.

ISA: Questa runa rappresenta tutto ciò che può rimanere ghiacciato, immobile, forza statica, materia/antimateria originaria.

JERA: Raccolto nel cambiamento ciclico annuale, il ciclo della vita, il ciclo del sole, l'eterno ritorno, unione del ciclo e della terra, essa ci porta alla maturazione graduale delle cose, la certezza di poter raccogliere i frutti delle nostre fatiche. Porta successo in affari e nello studio, è importante non forzare il destino perché c'è un tempo per ogni cosa. Ottimo come buon auspicio per le nuove esperienze lavorative da disegnare in agenda o nel portachiavi.

EIHWAZ: Il cavallo, come veicolo dell'anima negli altri mondi, movimento e progresso, i gemelli divini, rappresenta il legame tra il cavallo e il suo cavaliere, l'unione, questa alleanza è ciò che vi permette di superare gli ostacoli della vita, il matrimonio da fare con un compagno che condivida il vostro modo di pensare, gli eroi gemelli. Rappresenta i legami spirituali, fisici e giuridici tra gli uomini. Rovesciata preannuncia rottura tra i rapporti affettivi, allontanamenti e falsità, quindi state fermi e aspettate momenti migliori. Può essere usata nei talismani per separare i cuori.

PERTHRO: La sorte, le leggi originarie, divinazione, matrice della creazione, la gioia e l'esuberanza ma senza esagerazione per non cadere nel pettegolezzo superficiale, parto. Essa rivela un segreto interiore da proteggere e custodire per poter in futuro crescere e progredire. Simboleggia anche il contenitore delle rune durante l'estrazione divinatoria. Rovesciata indica imprese incerte, manifesta l'influenza negativa in grado di distruggere l'amicizia e il matrimonio.

ALGIZ: Forza protettrice, collega l'istinto di sopravvivenza con i meccanismi di difesa simbolo della valchiria o donna cigno, mano aperta. È una sorta di forza di autoprotezione che attinge dalla nostra sorgente spirituale, difendendovi come uno scudo da tutti gli attacchi esterni fisici o psichici. Definita la luna delle scoperte che ti mette in guardia dai pericoli imminenti, così ti preavvisa sulle disgrazie. Simbolo di grande positività e ottimismo per l'ispirazione nella creazione di nuove idee. Rovesciata indica vulnerabilità e mancanza di protezione, siete in pericolo, usata molto nei monili di protezione e per la copertura delle abitazioni.

SOWILO: La ruota solare sacra, colui che riscalda il focolare domestico, il fuoco del sole, il fuoco originario, il potere.

TIWAZ: Giustizia terrena, l'equilibrio, l'armonia, la fedeltà, il Padre celeste, il primo padre, il pilastro e la volta celeste.

BERKANO: La Madre Terra, il pilastro cosmico nel suo volto femminile, rappresenta il femminile e la maternità con i seni della terra, la madre primordiale.

EHWAZ: Questa runa rappresenta il tasso, l'albero della vita e di morte, asse del cosmo, asse di vita; longevo e sempre verde, esso è in grado si sfidare le influenze negative, compresa la morte, grazie alla sua perseveranza e continuità. Lega tra loro la mortalità del fisico(materia) e l'immortalità dello spirito attraverso un legame di speranza; ha la forza di trasformare gli ideali in realtà.

MANNAZ: l'avo divino, l'uomo, il primo umano con l'anima.

LAGUZ: le acque primordiali, l'energia vitale, la crescita organica. La laguna della vita nel senso cosmico dell'evoluzione della natura.

INGWAZ: Il Dio avo, il Dio della terra, cuore-espansione, motivo di fissazione.

OTHALA: Casa come bene di proprietà, eredità, proprietà chiusa che interagisce con l'ambiente circostante e con le fonti naturali della materia.

DAGAZ: Luce di giorno, l'equilibrio fra la notte e il giorno, l'eterno ritorno differente. Il ciclo delle giornate nell'annualità. Si dice che dipingendola nell'orologio ci permette di allungare il tempo durante i momenti gioiosi.

Ho illustrato soltanto le rune che io utilizzo di più, ad ogni modo puoi trovare questo argomento su molti libri.

Nel nostro mondo conosciuto le civiltà si sono intersecate tra loro, queste non le rende meno efficaci, ricordati che la magia è in collaborazione con la creazione, questo ti permette di creare un linguaggio magico speciale che non permette ad altre forze di neutralizzare i tuoi riti o incantesimi.

Una notte durante un viaggio astrale ho avuto senza rendermene conto un attacco di scrittura automatica, la mattina seguente mi sono trovata a leggere dei simboli nuovi che non avevo mai visto, quando facevo la meditazione del terzo occhio spesso vedevo il mio animale guida indicarmi gli stessi simboli, quindi ho deciso di renderti partecipe del mio vocabolario magico. Che onestamente ancora non ho imparato a memoria.

Lo uso quando preparo dei rituali da praticare a casa di persone principianti così da non creare zizzania in famiglia.

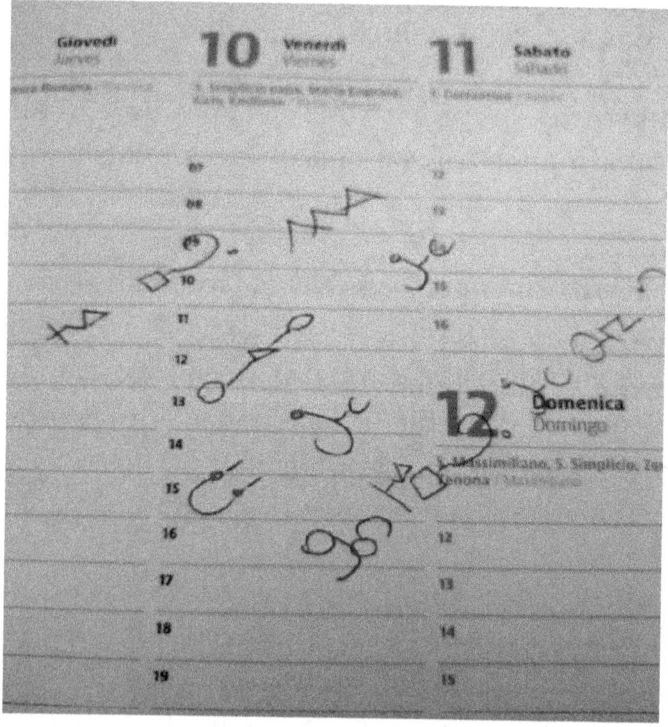

Ho riordinato le varie pagine di scrittura automatica ed ho assemblato l'alfabeto, ovviamente qui inserisco solo una parte per non creare troppa confusione.

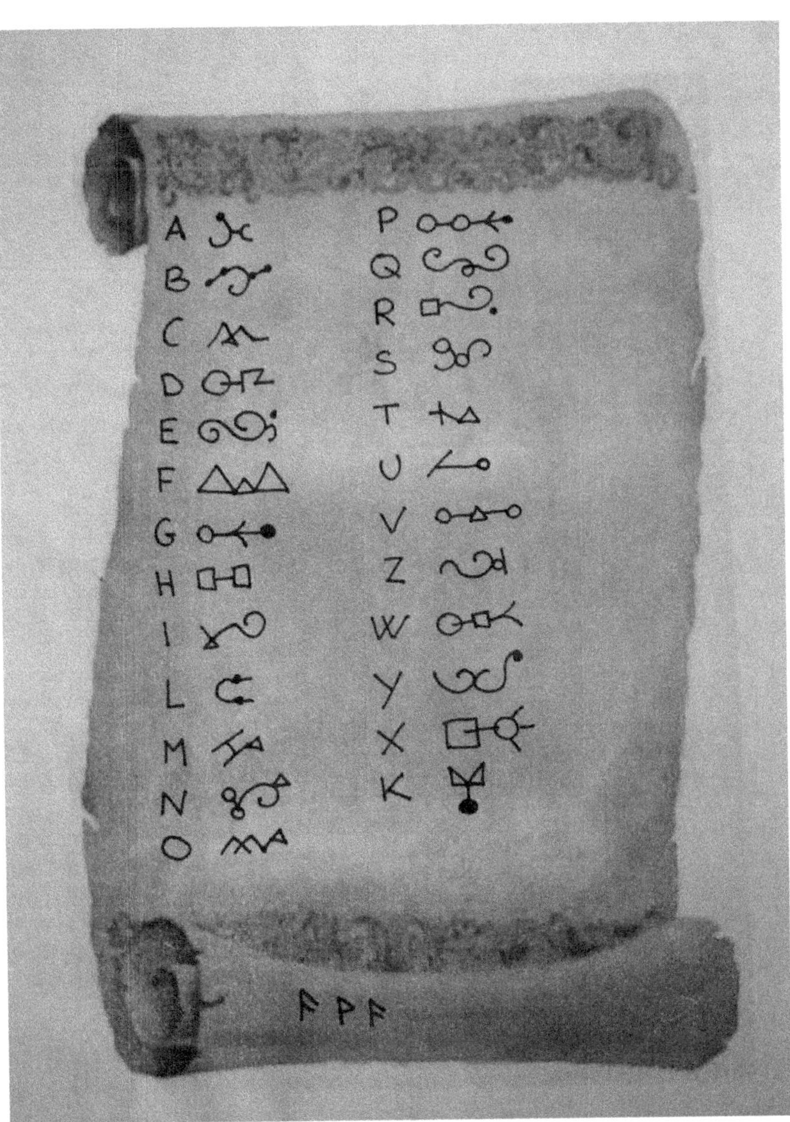

Capitolo 9

La magia della creazione

Al costo di sembrare ripetitiva, voglio che sia molto chiaro che tutte le cose che esistono hanno delle frequenze e delle energie, dalla vostra maglietta preferita ad un regalo a cui siete particolarmente affezionati.

Negli oggetti che acquistiamo e poi doniamo e sia negli oggetti che creiamo noi personalmente e poi regaliamo, al loro interno possiamo caricare le energie e le nostre intenzioni.

Nella tradizione popolare quando si parla di malocchio o fatture, spesso queste maledizioni vengono inserite all'interno di monili che vengono donati. Nello stesso modo si possono trasmettere buone intenzioni e benedizioni.

Prova ad andare ad un mercatino dell'usato e prova a sentire cosa ti trasmettono gli oggetti, vedrai che alcune cose hanno un'aria malinconica altre invece ti mettono angoscia o sono inquietanti, altri invece ti trasmettono tranquillità. Questo avviene perché questi oggetti come la mia pietra, si sono impregnati dell' energia delle persone che li hanno vissuti.

Premesso questo ora iniziamo a mettere in pratica la magia della creazione, puoi farla anche con materiale di recupero, ma assicurati di averlo svuotato dalla sua memoria, altrimenti ti consiglio materiale grezzo.

In ogni caso, ringrazia il materiale che userai e quando costruisci il tuo oggetto rimani concentrata sull'intento.

CIONDOLO DI PROTEZIONE

Costruiamo un ciondolo con una croce che permetta di allontanare le energie negative da chi la indossa.

Nel mio caso vado in giardino e prendo un rametto secco di rosmarino e un rametto secco di malva, poi li unisco insieme intrecciando su di essi un filo di rame, mentre raccolgo, assemblo la croce e avvolgo il rame, il mio unico pensiero e "proteggi e custodisci Mario, rendilo invisibile al male" ripeto queste parole a mente o a voce alta per tutto il tempo provando una sensazione di gratitudine, così il mio ciondolo sarà efficace e proteggerà Mario dal male.

Come puoi notare non c'è nulla di complicato, devi solo mantenere alte le tue frequenze e rimanere concentrata/o sul tuo intento.

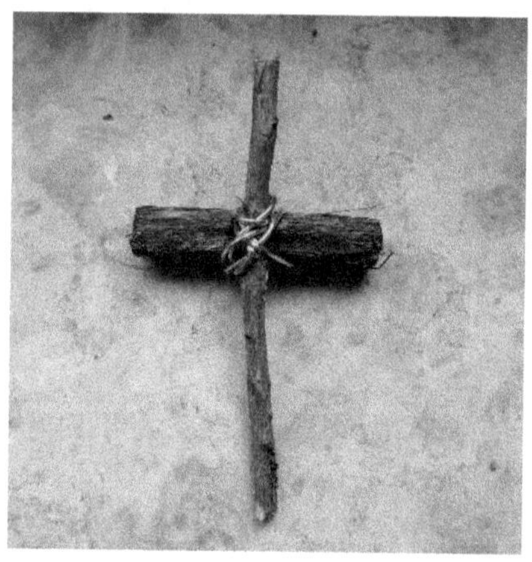

CIONDOLO ACQUISTATO

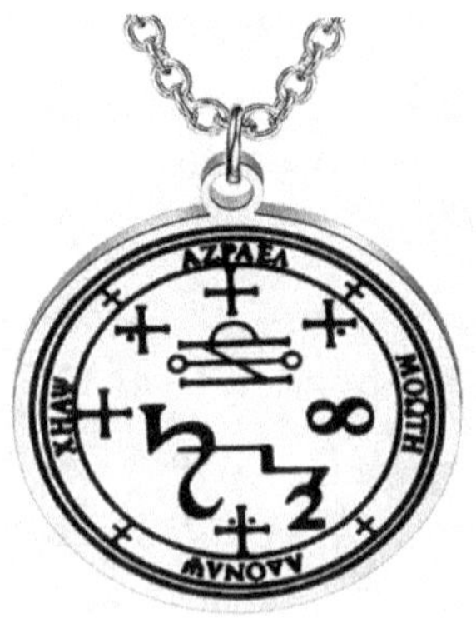

Questo è un amuleto di protezione in acciaio, una volta reso potente puoi tenerlo tu o regalarlo. L'importante quando acquisti un oggetto, e che devi ricordarti di pulirlo, soprattutto se vuoi canalizzare al suo interno il tuo potere, perché non sai chi l'ha costruito a cosa stava pensando mentre lo ha fatto. Quindi faccio così (tu puoi utilizzare il mio sistema oppure crearne uno personalizzato):

Lo metto sotto terra per un paio d' ore, poi quando lo tolgo lo passo nel fuoco di una candela, lo faccio raffreddare all'aria e poi lo lavo sotto l'acqua corrente, ma va bene anche in un fiume. Durante questo procedimento mi concentro sulle intenzioni che voglio incidere su di esso.

"purificalo dal male, che possa diventare strumento di protezione, di fortuna e buona salute, io dono la mia energia per dare potere, per proteggere e custodire, che nulla possa ferire chi lo indossa, grazie"

Si possono anche eseguire rituali per caricare un oggetto che possono essere svolti in più persone.

Questo che uso io, permette di rendere invisibile al male chi lo indossa, lo si può ricaricare mettendolo nel mare o nell'acqua di un fiume, il suo scopo è quello di impedirti di intraprendere strade o di trovarti in situazioni che potrebbero farti del male o ad incontrare persone che potrebbero ferirti. In questo modo guiderà chi lo indossa verso la sua giusta direzione di vita.

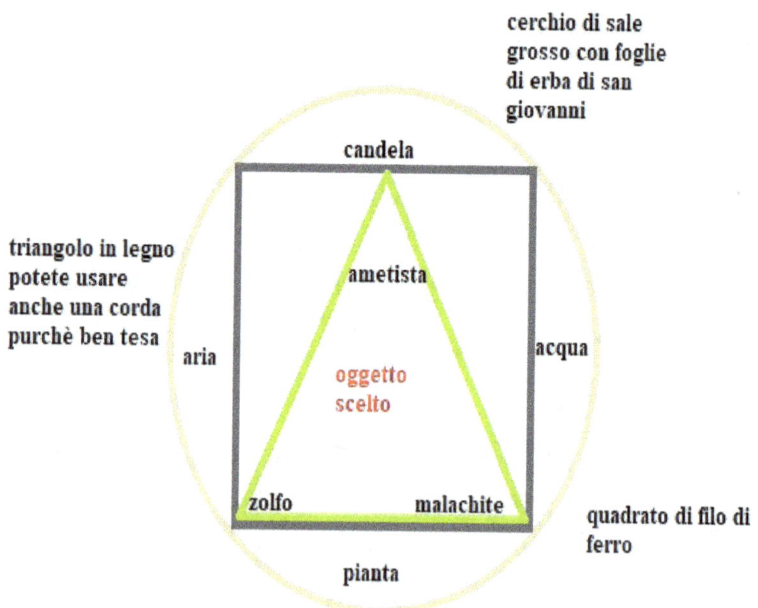

Preparate il tutto, poi mettete al centro il ciondolo o l'oggetto scelto, scrivete in un foglio di pergamena se vi è possibile, altrimenti va bene anche la carta normale.

"Elementi della natura, forza di madre terra, luce dentro di me, vi chiedo di donare una parte di voi e di me a questo oggetto, che possa guidare la sua anima lontano dal male, che possa proteggerlo dal male e renderlo invisibile ai suoi nemici, facilita la via di questa anima verso la luce della sua felicità, ascoltate la mia preghiera, accettate la mia offerta e proteggete questa vita per me, grazie"

Leggi più volte con intensità e sentimento, cerca di immaginare che questa persona possa avere una vita felice, percepisci la gioia dentro te.

Ripeti la frase 3, 6 o 9 volte, percepisci dentro te, mentre reciti, quante volte hai bisogno per essere certa/o di aver avuto la massima intenzione possibile. Fatto ciò dai fuoco all'angolo del foglio con la candela poi metti il foglio sopra l'oggetto e lascialo bruciare. Ora puoi lasciare tutto così com'è, puoi prelevare l'oggetto solo quando la candela avrà finito di bruciare.

CIONDOLO PROTETTIVO CON LEGAME DI ENERGIA

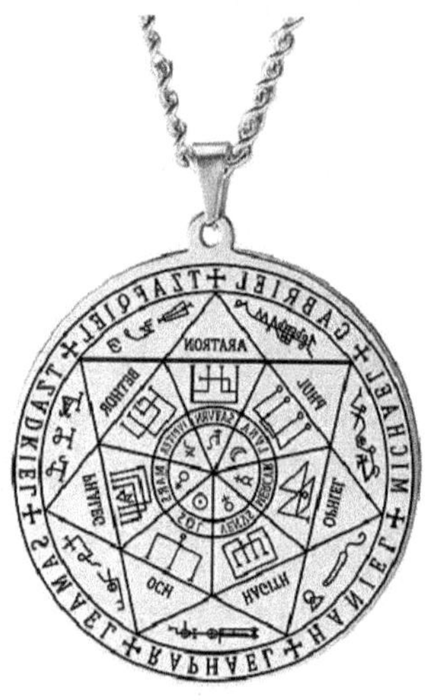

Anche questo ciondolo in acciaio l'ho acquistato, per realizzare un incantesimo di protezione e l'ho legato con un nodo alle mie energie; questo significa, che la persona che lo indossa è protetta dalle malignità, quindi, anche se qualcuno prova a fargli del male il male, rimbalzerà e tornerà alla fonte sotto altre forme, nel tempo più consono, ad affliggere la maggior ferita possibile. Inoltre attraverso il nodo ho vincolato il ciondolo alla mia energia, quando la persona che lo indossa è scarica di energia in automatico si nutrirà della mia energia spirituale.

Questo significa che tu potrai sentire da lontano il malessere di quella persona e potrai attingere ai tuoi elementi per ricaricarla a distanza.

Se il ciondolo lo indossi personalmente la protezione dal male lavora allo stesso modo, mentre per l'effetto batteria, ti basterà usare il tuo elemento naturale, nel mio caso lo immergo nell'acqua di luna.

(acqua di luna: durante le notti di luna piena, mettere un bicchiere di acqua di fonte esposto ai raggi della luna, io all'interno immergo delle foglie di rosmarino per renderla più potente)

Per realizzare questo incantesimo, è fondamentale prima pulire il ciondolo, come descritto in precedenza, successivamente preparare un cerchio di sale mescolato con la grafite (estratta dà una matita), della grandezza di un piatto. Metto il ciondolo al suo interno, nei punti cardinali metto una candela bianca che accendo con un fiammifero di legno o con un'altra candela.

Io mi sono creata la mia benedizione, nulla toglie che tu possa scrivere la tua.

"Elementi di madre natura accogliete la mia richiesta, che la vostra forza possa proteggere dal male che alla fonte possa tornare, legate le energie spirituali al mio corpo e ai vostri elementi così che la protezione sia per sempre, così chiedo, così sia, grazie, grazie, grazie."

Ripeto questa frase 9 volte, lascio il ciondolo all'interno del cerchio di sale fino a quando le candele sono consumate del tutto. Terminato il rito getto il sale e la cera avanzata nella terra.

Ci sono molte cose che si possono fare attraverso gli oggetti appartenenti ai defunti ad esempio è possibile comunicare con loro, anche se ci vuole una certa apertura mentale ed esperienza.

PARLARE CON GLI SPIRITI

Devi avere un oggetto che apparteneva al defunto, un oggetto che per lui era importante.

Disegna la stella, deve essere abbastanza grande da poter avere all'interno delle sue punte una candela per ogni punta.

Io l'ho costruita con del legno di eucalipto.

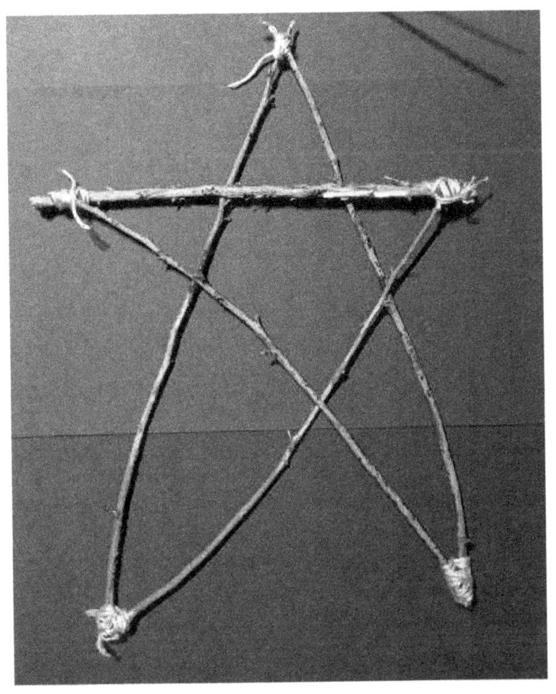

Al suo intero io metto la pietra di zolfo, mentre tu puoi indossare la tua pietra. Devi essere in un posto tranquillo e silenzioso, se vuoi puoi avere qualcuno che suona i tamburi in sotto fondo se questo ti aiuta a rilassarti (YouTube ha molte musiche utili), puoi anche accendere un incenso, devi creare un'ambiente confortevole dove sentirti al sicuro.

Ora che hai tutto pronto prendi l'oggetto del defunto che vuoi evocare e tienilo tra le mani, guarda la fiamma della candela sulla punta in alto e concentrati sulla danza del suo fuoco, pronuncia:

"(Nome)....... attraverso la tua energia di questo piano astrale io ti chiedo di poter tornare"

Ripetete queste parole fino a quando non avvertirai la sua presenza accanto, ora scegli il modo di comunicare potrebbe essere una pacca sulla spalla per il sì e due per il no, devi valutare come ti senti più a tuo agio, io uso il vecchio orologio da taschino di mio padre e se dondola è un no, se ruota e un sì.

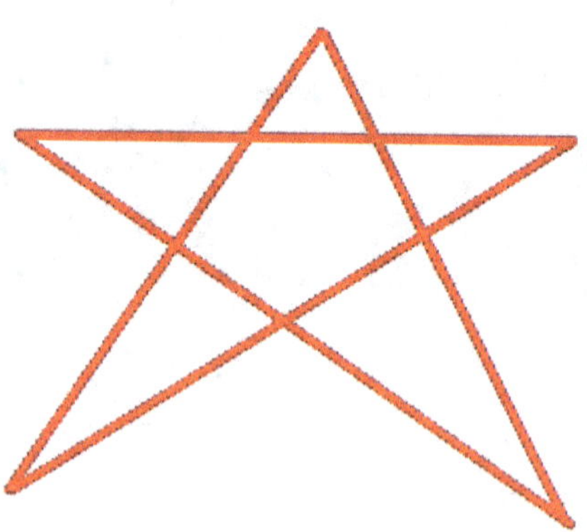

Ricorda che non si può interferire sulle vite altrui ma solo sulla propria.

Esiste la legge della ripercussione ed è una legge universale che non devi violare per nessun motivo.

LA CANDELA DELLA FERTILITA'

L'ho usata molte volte per aiutare chi aveva difficoltà ad avere dei figli, alcune volte l'ho accesa io e ho pregato, però ho notato che è molto più efficace se viene accesa dalla coppia.

Prendi la terra cotta e realizza una piccola statuetta di una donna incinta avvolgi una candela all'interno della statuetta come se fosse un'unica figura, sul grembo scrivi i nomi dei futuri genitori.

Quando i genitori accenderanno la candela dovranno dire "Anima che vaghi sola, noi siamo qui in attesa di accoglierti nel grembo, siamo pronti a darti amore, a guidarti nel mondo, ascolta la nostra voce segui la luce di questa candela che ti guidi verso di noi, per essere in questa vita una famiglia. Grazie per accogliere le nostre parole, siamo qui per te, colmi di amore, segui la nostra luce, grazie". Recitare questa frase per tre volte al giorno, per sei giorni alla settimana per 9 settimane consecutive.

Lascia accesa la candela fino a che sarà consumata, puoi sostituirla con un'altra fino al termine della ritualità. Per rendere tutto più potente i due futuri genitori possono mettere una goccia del loro sangue sul grembo della statuetta.

Mentre realizzi la statuetta pensa con intensità alla maternità, alle sensazioni della gravidanza a quanto sei emozionata/o e al bene che provi per il figlio, in poche parole ama la statuetta come se fosse una creatura viva.

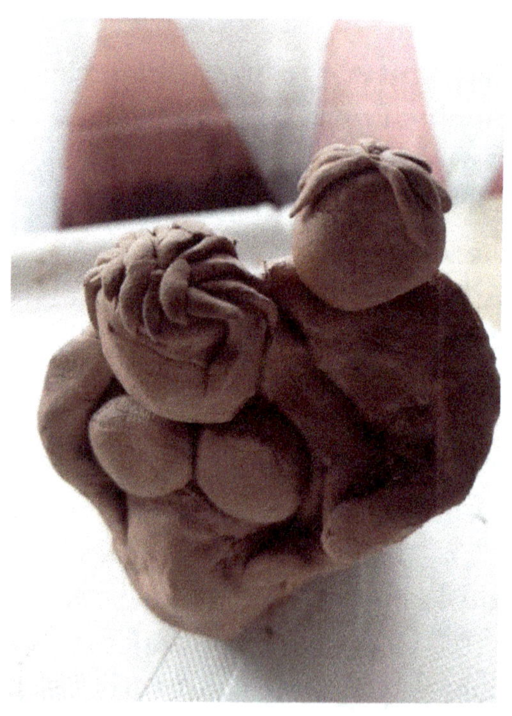

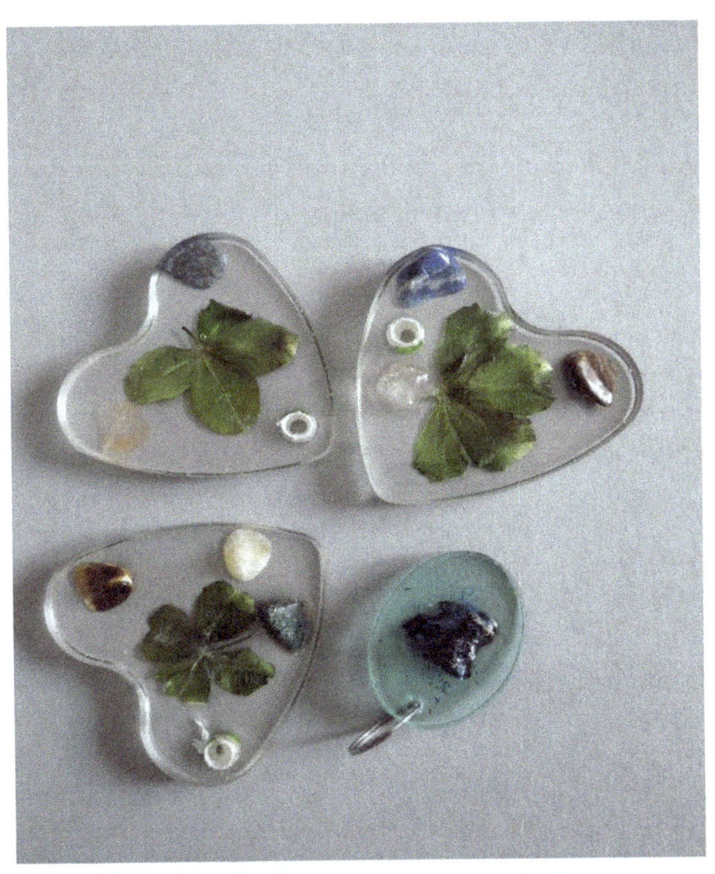

TALISMANI PORTA FORTUNA

Puoi creare ciondoli e portachiavi, che in realtà sono dei talismani o degli amuleti. Io amo raccogliere i quadrifogli e poi li regalo sotto forma di porta chiavi, li potenzio nonostante abbiano già una forte carica energetica dovuta al significato popolare da secoli, inserisco pietre come occhio di tigre, quarzo rosa, corteccia consacrata.

Durante la loro realizzazione e prima di regalarli, pronuncio sempre queste parole:

"Proteggi e custodisci quest' anima, guidala nella giusta direzione, che possa provare la sua realizzazione."

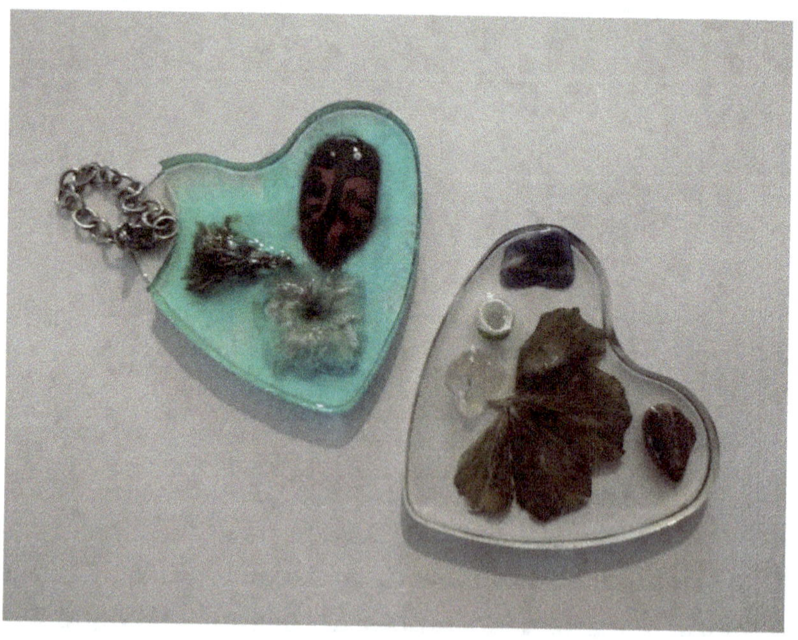

Ricordati che tutto ciò che ti circonda ha una carica positiva o negativa che puoi utilizzare per creare le tue protezioni e manifestazioni delle intenzioni.

Le conchiglie, le pietre, le piume, il legno, tutto è importante.

Per verificare la carica dei materiali e degli oggetti puoi utilizzare il ciondolo per la radioestesia.

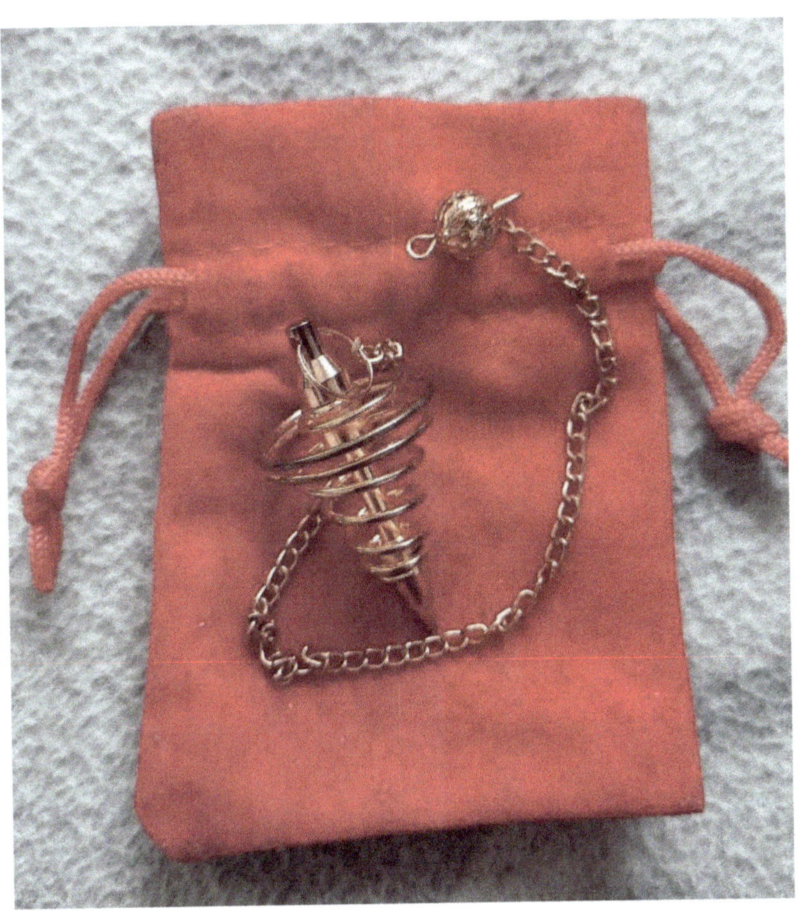

Tieni il pendolo sopra l'oggetto che vuoi verificare, se ruota in senso orario l'oggetto ha una buona carica positiva, se invece dondola avanti e indietro significa che non è carico o che la sua carica è negativa. Ci vuole un po' di pratica ma se non hai ancora la percezione tattile naturale dei sensi, allora il pendolo è un ottimo strumento che ti potrà aiutare nel rappresentare le intenzioni.

IL FARO DEGLI SPOSI

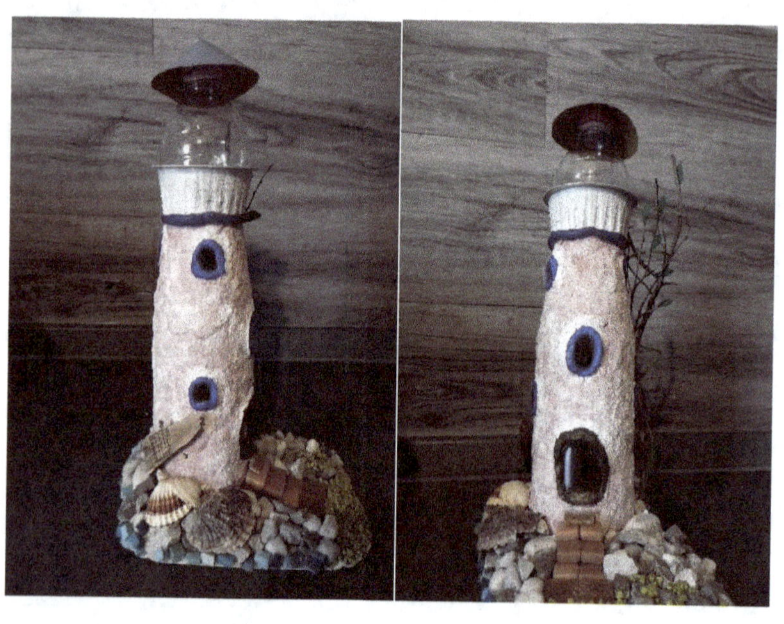

Questo fare è una piccola scultura realizzata a mano, come regalo per gli sposi o per un trasloco.

Durante la sua realizzazione io ho inciso delle rune, il mio intento è di protezione e ricchezza, mi sono concentrata su queste emozioni durante la realizzazione. Nei momenti in cui le mie frequenze erano basse o le mie emozioni erano dissonanti rispetto all'obiettivo non ho proseguito con la sua creazione, proprio per non danneggiare l'intento.

All'interno ho inserito una preghiera che la famiglia potrà leggere nel momento in cui accenderà la candela alla cima del faro. Ogni preghiera la personalizzo a seconda delle richieste della famiglia, di seguito ti porto un esempio.

"Invochiamo le energie dell'universo per chiedere la vostra protezione, che questo nuovo nucleo famigliare possa essere benedetto e vivere nell'amore e nella comprensione degna dell'anima divina.

Che questa luce possa guidarci nell'oscurità impedendoci di cedere alle malignità che potrebbero deviarci dal percorso dell'amore, guidaci come famiglia verso la strada della completezza.

Così noi decretiamo, con il cuore pieno d'amore ti ringraziamo."

Quando disegno e cerco il materiale da assemblare sento una grande emozione di gratitudine.

Nel momento in cui metterai in pratica questi insegnamenti non avere fretta, prenditi il tempo necessario per essere in equilibrio.

MOSTRA CHI SEI

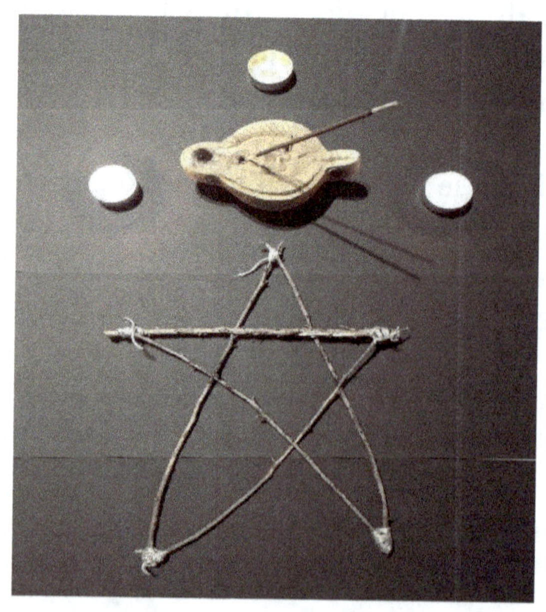

Questo rituale serve per svelare la vera natura della persona al centro del pentacolo, per privacy ho tolto la foto.

Metti al centro del pentacolo la foto della persona che vuoi svelare, molte persone si nascondono dietro a maschere per non far vedere al mondo le loro vere intenzioni, attraverso questo rituale nei giorni successivi non riusciranno a mentire e dovranno svelare i loro piani.

Prepara il pentacolo, tre candele bianche, la foto della persona da svelare, io uso la mia lampada presa in Tunisia per l'incenso, puoi usare anche un porta incensi normale, disponi tutto come nella foto.

Accendi le candele con un fiammifero o con un'altra candela, l'incenso deve essere di alloro o se ti senti sicura/o puoi mettere a bruciare lo stramonio (se esegui il rituale all'aria aperta).

Posizionata la foto al centro del pentacolo, prendi il pendolo e posizionalo sopra la foto, ora concentrati sulla candela centrale, fissa il tuo sguardo sulle oscillazioni della fiamma e ripeti queste parole, fino a quando il pendolo non inizia a ruotare in senso circolare in modo veloce e omogeneo.

"Mostra chi sei, mostra la tua intenzione, mostra chi sei, mostra la tua intenzione, mostra chi sei, mostra la tua intenzione, svelati, svelati, svelati. Mostra chi sei, mostra la tua intenzione, mostra chi sei, mostra la tua intenzione, mostra chi sei, mostra la tua intenzione, svelati, svelati, svelati. Mostra chi sei, mostra la tua intenzione, mostra chi sei, mostra la tua intenzione, mostra chi sei, mostra la tua intenzione, svelati, svelati, svelati."

Quando il pendolo avrà concluso il suo circolo, potete girare la foto sotto sopra e lasciare tutto fermo fino a quando le candele si saranno consumate, io scelgo candele piccole se ho fretta di vedere il risultato, mentre per riti impegnativi e importanti ti consiglio candele in cera d'api lavorate artigianalmente.

RICARICA DEI MONILI

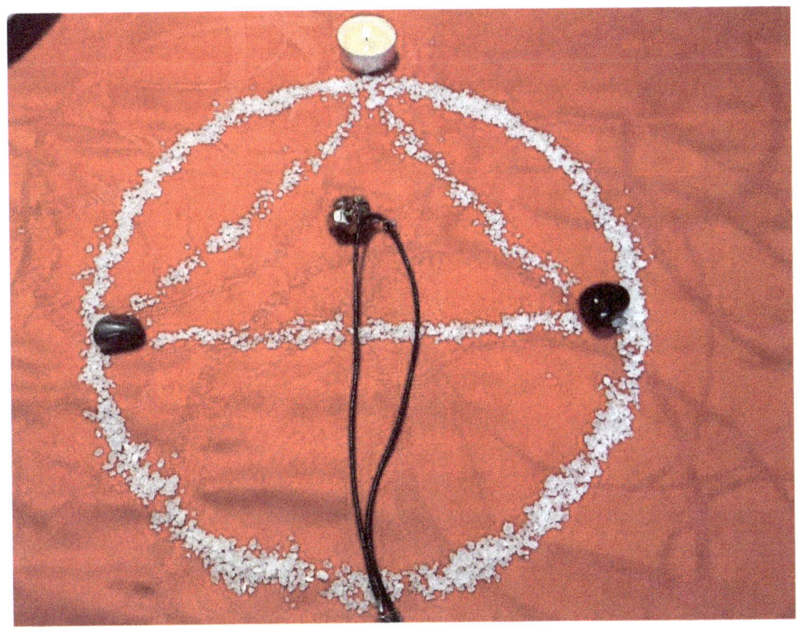

Questo rituale serve per caricare di energia negativa o positiva, a seconda del vostro intento, i monili che indossate o che volete regalare. Io ho realizzato una collana con la pirite, perché il mio intento è dare la possibilità a chi lo indossa di fare chiarezza sulla causa delle sue malattie, la pirite svolge un'azione antidolorifica, migliora la circolazione del sangue, aumenta le difese immunitarie e sviluppa la forza fisica per combattere le infiammazioni dell'organismo. Caricare questo ciondolo con amore ed energia positiva aiuta la guarigione.

Crea con il sale un cerchio e un triangolo, come nella foto, ai lati del triangolo metti l'elemento fuoco al nord, ad est metti una pietra di ossidiana verde e ad ovest una pietra di ematite. Posiziona l'oggetto che vuoi caricare all'interno del triangolo.

Poni le tue mani a circa tre centimetri dal monile, tienile ben aperte formando un triangolo con i pollici e gli indici, poi pronuncia queste parole:

"Fuoco che ardi nel cuore, fuoco che ardi nell'amore, trova il dolore e brucialo, trova il dolore e allevia le sue pene, possa la tua luce illuminare la guarigione naturale di questo corpo, porta con il tuo fumo la malattia con te, che così sia, grazie, grazie, grazie."

Ora prendi il sale delle forme geometriche e spostalo tutto sopra il monile, lascialo coperto per 54 minuti dopo puoi indossarlo o regalarlo.

IL PENTACOLO DELLE RICHIESTE

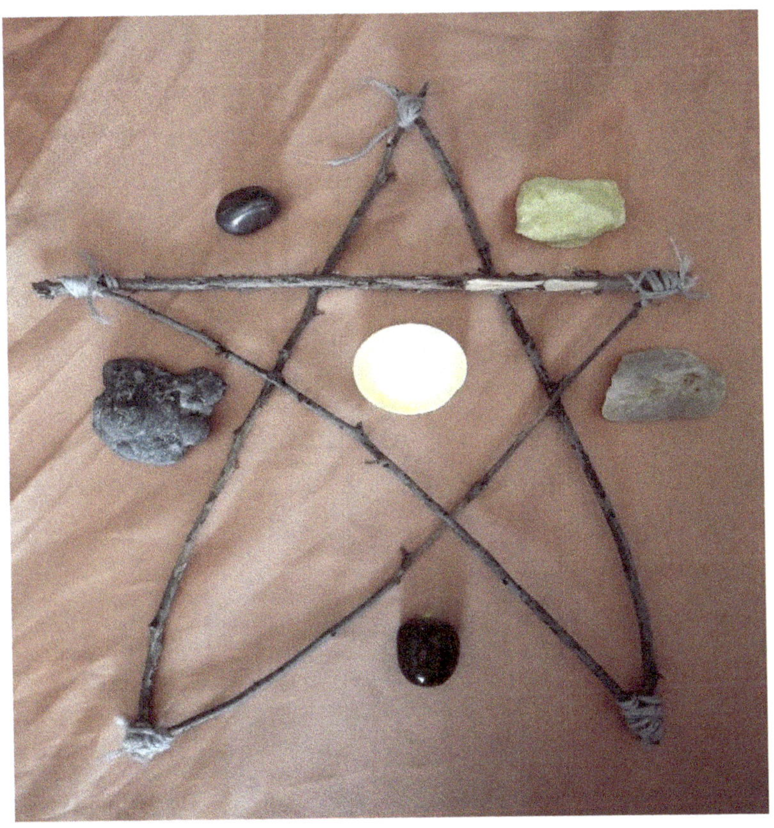

Questo pentacolo serve per aiutarti quando hai dei dubbi sulla strada da percorrere.

In alto a sinistra metti la pietra di ematite in quanto è una pietra potente perché fa da ponte tra lo spirito e il mondo fisico. A destra lo zolfo, che aiuta a far

emergere i tuoi lati negativi in modo da prenderne
coscienza e liberarsene; al centro a sinistra una pietra
di mare che porta l'energia dell'elemento acqua; al
centro una candela con olio di lavanda che aiuta a
rilassare la mente; a destra la pietra del soldato (la
pietra che ho raccolto il montagna) tu puoi usare del
quarzo. In basso, tra le punte, l'ossidiana verde che
collega lo spirito alla materia, facilita l'introspezione
e porta in superficie emozioni e pensieri nascosti.

Ora che tutto è pronto accendi la candela con un
fiammifero, prendi il pendolo, tienilo sospeso sopra la
candela, ovviamente senza bruciarlo, ora poni le tue
domande senza paura di lasciar andare le tue
preoccupazioni e perplessità e lascia che il ciondolo ti
risponda con un cerchio, se la tua domanda è stata
accolta, linea se non è stata compresa dal mondo
degli spiriti. Terminato il rituale, avrai le tue risposte
durante la notte attraverso i sogni o i segni che vedrai
durante la tua giornata, la via giusta ti verrà
indicata. Fai attenzione però perché se perseveri
nella direzione sbagliata sentirai dolori ossei e
muscolari nei giorni successivi al rituale.

OFFERTA AGLI DEI O ALL'UNIVERSO

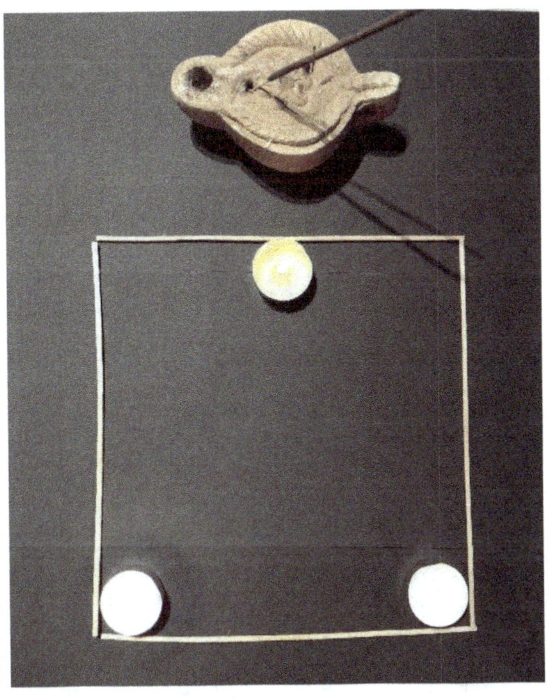

Questo rituale lo utilizzo quando voglio ringraziare l'universo o madre natura. Lascio nell'altare per un ciclo lunare questa composizione sostituendo le candele una volta consumate, di solito uso dei ceri grandi come quelli che si mettono in cimitero, ogni giorno ringrazio per la prosperità della mia vita.

Nell'altare dove lasci questa composizione puoi aggiungere delle decorazioni come piante, pietre, vino e pietanze, questo ti aiuta a ringraziare per l'abbondanza.

VERIFICA DELL'AMORE O DEL TRADIMENTO

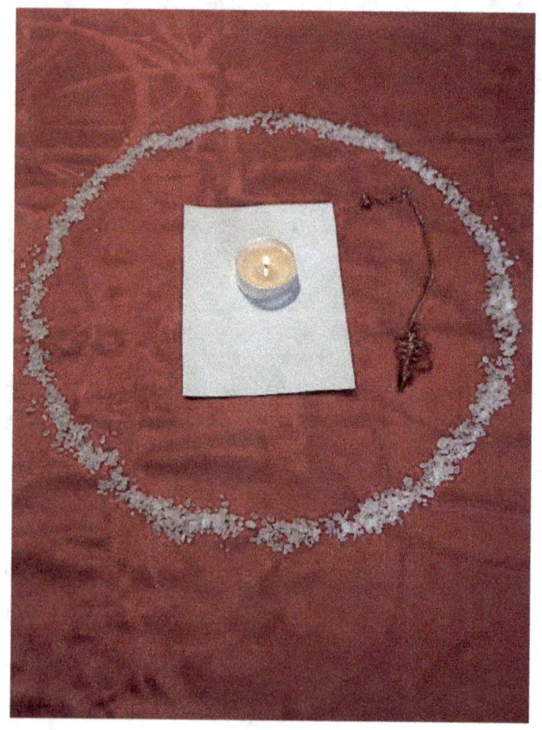

Questo rituale molto veloce ti permette di sapere se la persona che ti piace ricambia i tuoi sentimenti, oppure se la persona che ami ,con cui stai, ti tradisce.

Disponi il sale a forma di cerchio cerca di non lasciare spazzi vuoti, al centro del cerchio metti la foto del tuo amato/a se vuoi sapere cosa prova oppure una vostra foto insieme se vuoi sapere del tradimento.

Posa la candela (rosa per l'amore, gialla per il tradimento) sopra la foto, io ho girato la foto per privacy, ma tu devi poterla guardare negli occhi. Ora con il pendolo sopra la candela fai la tua domanda per tre volte, il pendolo inizierà a muoversi se: farà dei cerchi la risposta e Sì se invece farà delle linee sarà No.

Terminato il rituale ringrazia e pulisci l'altare.

PROTEZIONE DELLA CASA DALLE OMBRE

Prendete dell'acqua di sorgente, se non ne avete va bene quella di rubinetto, anche se risulta meno potente, io la metto in uno spruzzino come quelli del multiuso, aggiungo 10 foglie di alloro fresco, un rametto di rosmarino, pronuncio:

Madre terra, benedici quest'acqua così che io posso proteggere e allontanare l'oscurità da questa casa.

Ripeto tre volte, poi spruzzo l'acqua in ogni stanza, soprattutto la sera perché questo tiene lontane le entità energetiche negative.

Un altro metodo utile è il sale mescolato con il rosmarino messo sulla soglia delle finestre, oppure la croce di rosmarino appesa alla porta di casa.

Ricorda sempre che le tue intenzioni sono collegate a pensieri ed emozioni, quindi ogni cosa che fai deve coincidere.

Ovviamente questi sono i rituali che uso io, che mi risuonano. Lo scopo di questo libro è aprire la magia alla tua creatività, attivare il potere dell'intenzione che risiede dentro di te. Quindi è fondamentale che tu viva il tuo potenziale e che tu segua il flusso delle tue vibrazioni e frequenze per trovare nel qui e ora l'armonia interiore che ti permetta di realizzare tutto ciò che senti.

"La magia è il potere della creazione ed è unico ed inimitabile per ognuno di noi"

Capitolo 10

Pianeti e i fenomeni celesti

I pianeti sono definiti luci all'interno del firmamento, i 7 pianeti coincidono con i 7 metalli che noi possiamo usare come strumenti magici in quanto da essi possiamo trarre energia. I pianeti sono anche legati ai Chakra, i 7 colori dell'arcobaleno, il 7 rappresenta il numero perfetto della creazione. Tutto e legato da questo numero all'interno della realtà in cui viviamo.

I 7 giorni della settimana rappresentano i 7 pianeti, all'interno delle ore della giornata ci sono le ore propizie di ogni pianeta. Considerando che il mondo fisico è fatto da basse vibrazioni, i pianeti quando si materializzano danno vita ai 7 metalli, ecco perché il tuo segno zodiacale sente più risonante un metallo piuttosto che un altro.

I pianeti come corpi energetici cosmici riescono a influenzare direttamente la tua coscienza, ecco perché durate i fenomeni celesti la nostra magia è più potente anche se inconscia.

Lo zodiaco indica a livello caratteriale la tua struttura di appartenenza, se supponi di essere stata creata a immagine e somiglianza degli astri, la loro energia cosmica ti permette di avere la comprensione e le abilità per vivere in modo funzionale all'interno della realtà materiale.

Vediamo ora come possono influire su di te, in quanto essere appartenente al cosmo.

La luna influisce sull'acqua che ti compone manipolando le frequenze di trasmissione del tuo segnale all'universo, lei agisce in ogni caso su di te anche se sei ignara di ciò, ecco perché è utile comprendere la sua influenza e importanza e fare del tuo sapere un vantaggio energetico e spirituale.

Le fasi lunari riflettono il tuo sviluppo umano (da qui nasce la frase "sei lunatica/o"), entrare in contatto con le frequenze lunari, ti aiuta a raggiungere una consapevolezza emotiva maggiore.

luna nuova

Luna nuova, notte buia e oscura, è un momento di riflessione e di esplorazione di ciò che non si vede ma si percepisce. Il suo significato spirituale è un richiamo alla presenza, se rimani pienamente presente, puoi esplorare i tuoi desideri più profondi e i desideri più sentiti che a volte si perdono nella confusione del materialismo giornaliero. Con questa luna è possibile avvertire un senso di calma, stando in presenza puoi concentrarti su un momento preciso della tua vita. In questo modo puoi canalizzare le tue emozioni ed intenzioni in un preciso progetto. Prendi del tempo per meditare e camminare nella natura, cerca di vedere ciò che si cela dietro l'oscurità.

Questo è il rituale che faccio io, come ogni rito puoi modificarlo a tuo piacimento.

Prendi un rametto di rosmarino, un cucchiaino di miele e un foglio di carta, possibilmente pergamena o riciclata.

Io scrivo con la matita:

"Caro Universo, ascolta le mie parole e trasportale nel tuo tutto, prendi i miei pensieri e trasformali in materia, aiutami a trovare la strada giusta per realizzare il mio viaggio, rendi concreto il mio obiettivo (e scrivo il mio obiettivo), ti ringrazio per essere sempre presente, grazie che tu possa essere in me un tutt'uno". Metti nel foglio il miele, attaccaci sopra il rosmarino, ora avvolgi tutto nel foglio di carta, durante la notte di luna nuova, getta il foglio in un corso d'acqua.

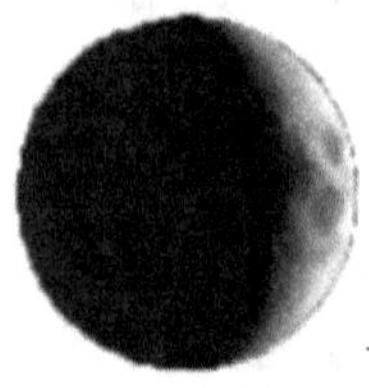 prima mezza luna

É il momento migliore per dedicare del tempo ad agire e a impegnarsi per realizzare i desideri espressi con la luna precedente. Il significato spirituale di questa fase lunare è quello di dare energia e mettere in moto le intenzioni che ti sei impegnato/a ha realizzare. Quindi fai molta attenzione alle emozioni che provi in queste giornate. L'universo è sempre all'ascolto.

Fai esercizio fisico e muovi il tuo corpo più del solito ma con calma e consapevolezza. Scrivi i tuoi buoni propositi su carta come promemoria costante di ciò che stai facendo (Puoi acquistare il mio diario lunare). Rifletti tracciando i progressi nelle attività che vuoi veramente.

Questo vale anche per la luna opposta. Solitamente non eseguo ritualità in questa fase, però ringrazio prima di andare a letto e uso questa luna se ho bisogno di caricare le mie pietre lunari.

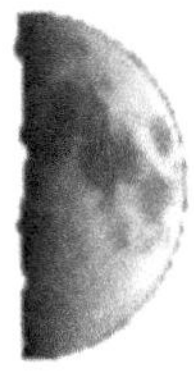 primo trimestre (primo quarto)

Primo Quarto di Luna, metà della luna si illumina. Nell'emisfero settentrionale, la metà destra è luminosa, mentre la metà sinistra rimane scura. Grazie al primo quarto di luna, sei in grado di prendere provvedimenti per attuare i tuoi propositi di luna nuova.

È il momento dell'azione quella vera, che segue le parole ed i pensieri, è il momento di prendere decisioni. Usa lo slancio della fase per superare le resistenze che puoi incontrare lungo il cammino. Puoi aggiungere e modificare le tue intenzioni di Luna Nuova. L'universo ti permette di modificare in base ai tuoi stili di vita e alle tue esigenze. Qui l'unico rituale è la pianificazione e la messa in pratica delle lezioni di vita imparate, le emozioni da evitare sono: ansia, paura, pigrizia, agitazione.

Questo vale per entrambe le fasi.

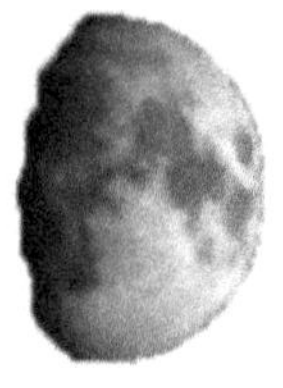 luna gibbosa crescente

Questa fase si verifica due settimane dopo la Luna Nuova. Manca poco per sembrare piena. Questa fase lunare ti permette di affinare e chiarire le tue idee. Valuta le situazioni sentimentali durante l'introspezione. Scopri cosa devi cambiare nella tua vita. Recita affermazioni quotidiane positive ti darà la fiducia necessaria per evolvere e trasformarti durante la Luna Piena.

Io per tutta questa fase, il mattino appena alzata, recito queste parole:

"Io sono amore, io sono abbondanza, io sono ricchezza, io merito amore, io merito abbondanza, io merito ricchezza, io sono luce".

Ovviamente è fondamentale sentirsi positivi, e in linea con il l'io interiore.

Se le emozioni non sono buone e meglio lasciar perdere per non manifestare intenzioni sbagliate.

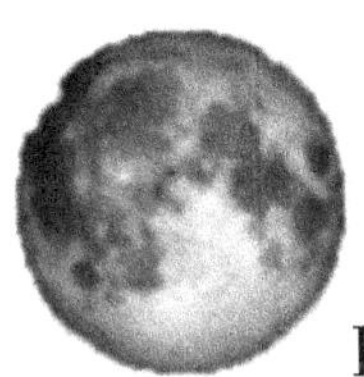 luna piena

La luna piena illumina tutto ciò che ti circonda, anche la nostra intuizione. La luce della luna piena ti permette di vedere situazioni e relazioni da una prospettiva più chiara. Limpida e consapevole. Ti permette di provare un senso di abbandono alla materialità e di vivere una liberazione spirituale. Ora hai la possibilità di abbandonare le abitudini, di lasciarti alle spalle le situazioni negative e di concentrarti sulla guarigione. Ci sono molti rituali associati alla Luna Piena.

Io carico i cristalli e faccio una doccia rilassante alla lavanda e rosmarino per entrare in sintonia con l'universo e sistemare le tensioni nei chakra. Preparo l'acqua lunare. La Luna va onorata in tutta la sua bellezza.

Molti credono che la luna sia un satellite e quindi privo di potere, altri che non faccia parte dell'universo, altri ancora che sia un'astronave aliena. Quello che posso dire io, che la luna è viva grazie ha ciò che percepisco quando faccio un rituale, posso garantirti che la luna mi ha accompagnato e guidato in molti periodi bui della mia vita.

Un ultimo avvertimento: le relazioni interpersonali possono diventare più intense durante questa fase lunare. Più che altro, le relazioni possono evolversi e crescere se entrambe le parti sono disposte a lasciarsi alle spalle i problemi e i litigi del passato.

Non dimenticare che in amore c'è il libero arbitrio, quindi non sempre l'altra metà è in sintonia con le nostre vibrazioni. Possiamo ricominciare sotto la Luna piena, se siamo disposti a cambiare. Crea un rituale che possa celebrare la luna, con gratitudine e illuminazione. Preparati con un massaggio con olio di gelsomino, ascolta della musica tribale o naturale, lasciati trasportare dalla creatività, fai accendere la scintilla dentro di te riflettendo su ciò che hai creato finora. Rilascia ciò che non è più allineato e perdona tutto ciò che impedisce la tua crescita. Solo così puoi preparati per la prossima fase lunare.

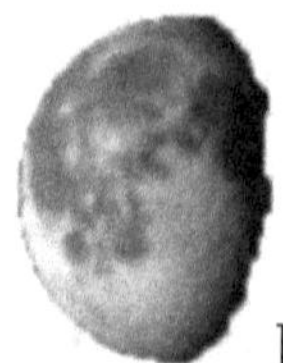

luna gibbosa calante

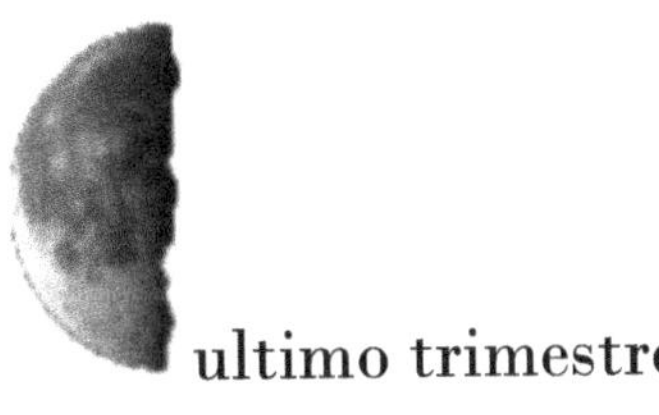

ultimo trimestre

ultima mezzaluna

Ci sono altri eventi celesti, come gli allineamenti planetari, che possono creare disagi emotivi forti oltre che disagi fisici durante il loro spostamento, tra questi ci sono le eclissi di sole e di luna, le piogge di meteoriti, il passaggio della cometa, la luna rossa.

Io personalmente per tutti questi eventi uso la stessa formula, alcune volte la scrivo con la matita, altre con il mio sangue, dipende da quanto mi sento carica energicamente.

1 candela bianca

1 fiammifero

1 pentolino di rame

1 foglio carta pergamena

1 matita

1 penna d'oca se usate il sangue

Scrivo:

"Oggi sono qui per lasciare il passato alle mie spalle, porto con me solo le lezioni imparate, i ricordi belli, le emozioni che mi hanno riempito il cuore di gioia.

Accanto a me da oggi in poi, porto le persone che mi fanno stare bene, ti cedo le mie paure.

Ti ringrazio per la mia buona salute attuale e futura, e ti ringrazio universo o Dio (a seconda dell'evento celeste si può nominare il pianeta di riferimento) per tutto ciò che ho, che sono e per la tua protezione di ora e futura.

Io sono luce, sono abbondanza, io sono amore, grazie."

Avvolgo il rametto di rosmarino dentro il foglio di carta e lo arrotolo, metto il tutto dentro un pentolino di rame, accendo la candela con il fiammifero e faccio bruciare il foglio, mentre brucia lo osservo provando un senso di leggerezza, quando ha terminato di bruciare la carta, lascio accesa la candela fino al suo completo consumo.

Molti rimangono sconcertati da questo rituale, perché nei giorni successivi iniziano a vedere le persone a loro vicine comportarsi in modo strano e si rendono conto di chi veramente tiene a loro, spesso i contesti famigliari lavorativi o di amicizia cambiano, questo succede perché hai chiesto delle cose ben precise, perciò il cosmo lavora per accontentarti, quindi fai sempre molta attenzione a ciò che vuoi durante un evento celeste.

Ricorda che se un evento celeste corrisponde con la tua data di nascita puoi esprime un desiderio per te molto importante, in questa giornata la tua energia e collegata con il tutto e sei molto potente.

Calendario degli eventi celesti 2024

25 marzo ore 07:09 eclissi di penombra di luna.

8 aprile ore 18:18 eclissi totale del solo emisfero boreale nord.

18 settembre ore 02:44 eclissi parziale di luna.

2 ottobre ore 18:43 eclissi anulare di sole emisfero australe sud.

Calendario degli eventi celesti 2025

14 marzo eclissi lunare totale

29 marzo eclissi solare parziale

7 settembre eclissi lunare totale

21 settembre eclissi solare parziale

I pianeti influenzano i giorni della settimana, e influenzano il nostro carattere dalla nascita, ogni pianeta ha delle caratteristiche particolari, questo può renderti più forte o più debole, quindi valuta bene, non solo il tuo stato emozionale, durante le tue richieste o ritualità, ma osserva anche in che ora planetaria ti trovi.

Marte, da sempre considerato il pianeta del Dio della guerra, accende desideri e impulsi sfrenati di chi è guidato dalle sue frequenze. Guerrieri e combattenti vengono forgiati da Marte, quindi solitamente viene utilizzata la sua forza per vincere le proprie battaglie.

Mercurio, con le sue frequenze influisce caratterialmente nel genere umano in quanto è ironico ma critico, intelligente e agile ed ha un'ottima lucidità mentale. Un bravo comunicatore anche se a volte sarcastico, spietato e con un gran senso della giustizia, questo gli permette di essere un attimo alleato se vuoi vedere oltre la falsità e mettere a nudo le verità nascoste.

Giove, tradizionale amante della comodità e della famiglia. Prosperità e buona sorte, spesso associato alla crescita, così come al senso interiore di giustizia, alla moralità e ai suoi più alti intenti e ideali. Ottima energia da utilizzare per riti propiziatori oppure per aumentare la fertilità, se vuoi giustizia rivolgiti alle sue frequenze e segui il cammino indicato.

Venere, pianeta dell'amore per antonomasia, rappresenta il femminile, la bellezza, l'arte, la sensualità. La grazia di "Dio", Venere e tutto ciò che segue i sentimenti, con venere al tuo fianco puoi realizzare rituali d'amore di famiglia, poi creare catene di empatia e solidarietà.

Saturno, per molti rappresenta l'oscurità le debolezze dell'uomo, il pianeta Grande Vecchio, ha la capacità di far fronte alla vita. Stabile, solido nelle sue posizioni, incarna il grado di autonomia e di indipendenza di una persona, nonché il suo ruolo nel mondo. Spesso usato per rituali oscuri e per favorire la creazione della materia.

Sole, la parte maschile in contrapposizione con la luna, lui rappresenta la nostra luce, la creazione il divino senza il quale non potrebbe esistere la vita. Energia pro-attiva, il potere creativo attivo, ed il principio creatore dell'Universo, rappresenta la mortalità e l'immortalità tra la luce del giorno e l'inevitabile oscurità. Conoscenza dello spirito, prosperità, rinascita. Il Sole ti conferisce una personalità forte, autoritaria e leale. Con il suo aiuto potrai attivare le tue capacità organizzative. Puoi usare il sole nei rituali per mettere ordine nella tua vita e per qualsiasi richiesta benevola.

☽ Moon	Ag 107.87	Argento	Lunedì	Indaco
♂ Mars	Fe 55.85	Ferro	Martedì	Arancione
☿ Mercury	Hg 200.59	Mercurio (argento vivo)	Mercoledì	Giallo
♃ Jupiter	Sn 118.69	Stagno	Giovedì	Blu
♀ Venus	Cu 63.55	Rame e bronzo	Venerdì	Verde
♄ Saturn	Pb 207.20	Piombo	Sabato	Viola
☉	Au 196.97	Oro	Domenica	Rosso

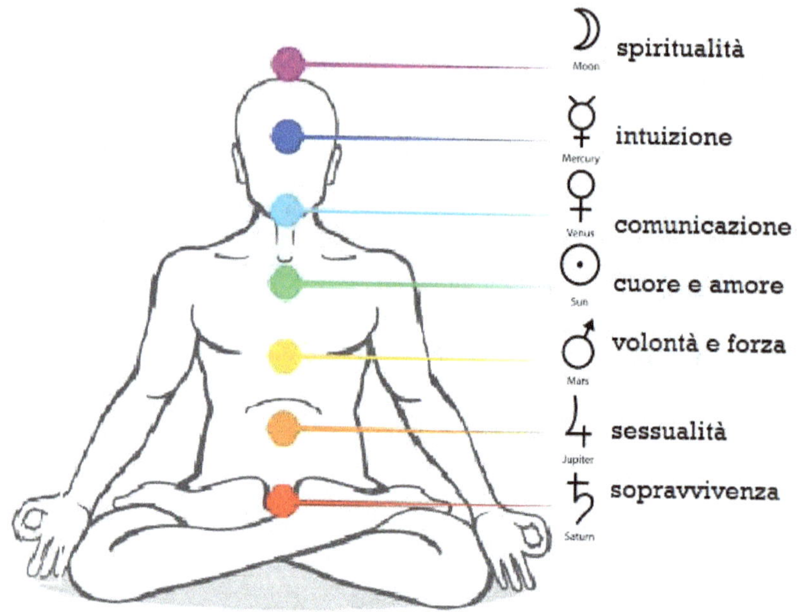

Tutti i colori possono essere mescolati insieme, a seconda delle forze usate possono creare luce o oscurità, sta a te scegliere come utilizzarli.

Stessa cosa vale per il potere che i pianeti ti danno, ricorda che ogni ora corrisponde ad una frequenza planetaria.

Capitolo 11

Aprire gli occhi ai segni

Molto spesso guardiamo le cose e gli avvenimenti attorno a noi senza vederli davvero, anche se in realtà abbiamo gli occhi aperti non riusciamo a osservare le cose dalla giusta prospettiva, questo a causa delle gabbie mentali e dei dogmi culturali, continuiamo a chiedere "dammi un segno", "dimmi cosa fare", "fammi capire se sono sulla strada giusta" ed altre fasi simili, l'universo ti manda dei segnali che però nessuno ti ha insegnato a riconoscere, alcune volte sono le intuizioni della tua anima, altre invece sono coincidenze, ma i segni che preferisco in assoluto sono gli animali guida e i totem.

Molti pensano che gli animali guida possano comunicare con noi sono in fase si meditazione o durante i sogni.

In realtà, durante la nostra giornata ci sono animali che ci guidano e ci proteggono e ci danno dei segnali ben chiari in risposta alle nostre domande.

Ad esempio mi è capitato di vedere in inverno due libellule vicine mentre camminavo, ore dopo sempre due libellule sul davanzale della finestra e la mattina successiva una libellula entrare dalla portiera dell'auto mentre salivo, e non mi trovavo vicino a corsi d'acqua.

Ovviamente l'importante è la propria esperienza personale, quindi di seguito ti insegno il significato di alcuni animali così che tu possa prendere dimestichezza con questo argomento, ricorda sempre ciò che chiedi, anche a distanza di tempo, perché le risposte sono dentro di te ma quando non le sai comprendere l'universo ti guida attraverso i segni.

Tutte le creature viventi o leggendarie possono essere Animali Totem o Animali Guida. L'obiettivo degli **Animali Guida** è indirizzarti nella giusta direzione attraverso lezioni di vita, portano consapevolezza al nostro Sé Superiore, permettendoti di percorrere il tuo cammino, donandoti maggiore sicurezza, indipendenza e resilienza.

Mentre gli **Animali Totem**, sono qui per aiutarti a comprendere le tue sfide personali. Quando chiedi un aiuto ai tuoi antenati, quando chiedi un sostegno alle tue imprese, essi possono comparire in gruppo e rappresentare più entità presenti nella tua vita. Il

Totem è uno spirito guardiano spesso molto simile ed incline al nostro carattere, è il nostro animale specchio.

Durante la vita possono cambiare sia gli Animali Guida che i Totem.

Ovviamente se vai in una fattoria e vedi un pavone, non è un segno, se invece ti trovi in autostrada e ti attraversa un pavone quello è un segno. Questo è un esempio perché inizialmente non sarà facile capire il significato e quando rappresentano un segnale universale.

Tante sono le forme comunicative con cui un animale di potere può entrare in contatto con te: dalle foto dello stesso animale rinvenute casualmente in un libro che poi rivedi in pubblicità, indumenti; al contatto con gli stessi animali in natura, ai regali che puoi aver ricevuto e che in quella giornata si ripetono attorno a te in situazioni di presunta casualità.

L'orso

Totem tra i più potenti. Emotivo ha una connessione profonda con la terra e l'aria aperta. Incarna qualità positive come coraggio, gentilezza, grande volontà e forza. Nonostante il suo lato negativo sia rappresentato da malvagità, ferocia e avidità. Guardiano del chakra del cuore, è il momento di stare in piedi saldo alle tue credenze o verità.

La **farfalla**

Simbolo di trasformazione e sviluppo, si adatta a tutte le situazioni, rappresenta i cambiamenti svolti con facilità e grazia. La resilienza, l'effimero. Essa racchiude il metafisico, le connessioni segrete tra visibile e invisibile. Segno di libertà, ti indica di vincere la sfida che stai affrontando. Punta alla trasformazione migliore di te.

Il **gatto**

Simbolo di curiosità per antonomasia, l'avventura e l'indipendenza le sue caratteristiche. È un animale paziente e calmo. I gatti vedono al buio, il vagare notturno li ha associati al regno delle tenebre. Protezione e guarigione indica che stai facendo il percorso giusto per stare meglio.

Questo simbolo ti appare quando hai bisogno di fiducia in te stesso/a e rassicurazione.

Il **cervo**

Il cervo è sensibile e altamente intuitivo. Tiene in equilibrio fiducia, successo, gentilezza e grazia. Il cervo rappresenta inoltre l'amicizia e l'amore legato al desiderio sessuale. Insegna che si può cambiare sentiero, pur mantenendo la direzione stabilita.

L'**elefante**

Simboleggia la saggezza, la gentilezza e la comprensione spirituale. Rappresenta i valori di unione familiari, stabile e forte nei rapporti di coppia.

Indica che devi tenere saldi i legami che hai, non perdere le tradizioni e le memorie.

La **rana**

Spirito della guarigione sia fisica che emotiva. Insegna l'importanza di fare i conti con sé stessi e di guarire dal passato per vivere nel presente. Le rane rappresentano la fertilità, l'energia femminile e la vita nuova attraverso la nascita. Simbolo di saggezza e purificazione ti indica che devi superare e comprendere le esperienze difficili che hai affrontato.

La **volpe**

Ha padroneggiato l'arte del distacco e della crescita con l'ambiente circostante, riesce con astuzia a camuffarsi. La volpe è l'arroganza, il peccato, l'ingiustizia, l'avidità e la lussuria. Usa la sua intelligenza per fini personali e per i propri interessi, ti indica che c'è qualcuno attorno a te che non è completamente onesto nelle sue intenzioni.

Il **cavallo**

Il cavallo rappresenta resistenza e perseveranza. È produttivo e orientato agli obiettivi, simbolo del cambiamento è la predisposizione all'avventura.

Ci sprona e guida ad andare avanti nella nostra vita e raggiungere i nostri obiettivi.

Il **falco**

Rappresenta la prospettiva e la capacità di vedere le cose in modo diverso e più obiettivo. È estremamente compassionevole ed empatico, è considerato il messaggero tra gli animali totem, poiché con il verso del falco viene sempre annunciato un evento particolare, che vi attende, può essere positivo oppure molto negativo, quindi cerca di capire in che contesto ti appare così da poter evitare cose spiacevoli.

Il **leone**

Lo spirito del cuore e del coraggio. Re con un profondo senso di autorità. Ti indica di affrontare le tue paure, la leonessa invece indica che stai arrivando nel posto giusto al momento giusto.

Il **gufo**

Ha la capacità di vedere cosa manca agli altri. Conduce nella via della notte, ha poteri di chiaroveggenza. Vede il significato più profondo delle cose e scopre i tesori nascosti nella vita. Attraverso di lui puoi eseguire proiezioni astrali per cercare le risposte. Ti guida nella giusta direzione in un momento in cui la tua strada sembra non avere via di uscita.

Il **pavone**

Dalla resurrezione al nuovo inizio. Ti indica che non è mai troppo tardi per cambiare rotta. Trasforma le situazioni negative in situazioni positive.

Il pavone dona la capacità di cambiare positivamente ciò che viene percepito come pericoloso e dannoso: rappresenta quindi la capacità di trasformare in positivo ogni situazione negativa.

Il **lupo**

Animale socievole anche in branco è dotato di una grande empatia, il suo percorso di vita può essere solitario o in branco. Il lupo dice che dovresti avere maggiore fiducia in te e nelle tue intuizioni, oppure che sei vulnerabile rispetto ad una precisa situazione, amorosa o lavorativa. Pondera bene le tue decisioni e osserva in modo più approfondito il percorso che stai seguendo.

La **libellula**

La libellula è un simbolo di gioia e contentezza, di amore, di speranza e di cambiamento, cambiamento come realizzazione del sé. La strada che stai seguendo potrebbe essere la migliore per te.

Ci sono moltissimi animali, se valuti il loro carattere puoi comprendere facilmente cosa vogliono dirti.

Se vuoi fare un regalo come un talismano o un amuleto raffigurante un'animale e vuoi caricarlo del suo potere, qui sotto trovi un elenco di qualità che ad essi vengono attribuite.

Airone: determinazione, equilibrio, calma, indipendenza, focus.

Alce: orgoglio, calma, forza, gentilezza, verità, saggezza, autostima.

Anatra: aiuto, valori familiari, gioia, comunicazione, flessibilità.

Antilope: agilità, velocità, impazienza, intuizione, energia.

Ape: organizzazione, salute, fertilità, benessere, difesa, laboriosità.

Aquila: spiritualità, intelligenza, coraggio, guarigione, libertà, potere.

Armadillo: fiducia, pace, neutralità, umiltà, adattabilità.

Bisonte: resistenza, forza, abbondanza, gratitudine, stabilità, fortuna.

Cammello: sopravvivenza, resistenza, nobiltà, adattamento, umiltà.

Cane: fedeltà, nobiltà, famiglia, protezione, guida, lealtà, prudenza.

Canguro: creatività, equilibrio, resistenza, generosità, giocosità.

Capra: testardaggine, indipendenza, diligenza, stabilità, semplicità, gioia.

Castoro: determinazione, stabilità, resistenza, resilienza, focus.

Cavallo: libertà, orgoglio, sensibilità, giustizia, grazia, nobiltà.

Cervo: calma, dolcezza, pace, purezza, gentilezza, grazia, innocenza, semplicità.

Cinghiale/maiale: prosperità, forza, determinazione, coraggio, azione, impulsività.

Cobra: rinascita, forza, intelletto, longevità, protezione, spiritualità, carisma.

Coccinella: fortuna, protezione, allegria, fiducia, semplicità, tenerezza.

Coccodrillo: maternità, mimetismo, efficienza, sopravvivenza.

Colomba: purezza, semplicità, innocenza, sensibilità, amore.

Coniglio: prudenza, fertilità, serenità, dolcezza, innocenza, sensibilità.

Corvo: mistero, spiritualità, saggezza, potere, energia, creatività.

Coyote: furbizia, agilità, adattamento, entusiasmo, intraprendenza.

Delfino: libertà, fortuna, prudenza, gentilezza, saggezza, onore, gioia.

Drago: longevità, resistenza, forza, saggezza, leadership, onore, difesa, prosperità.

Elefante: forza, gentilezza, nobiltà, saggezza, affidabilità, memoria.

Falco: nuovi inizi, passione, leadership, protezione, intuizione.

Falena: intuizione, empatia, introspezione, doni psichici, profezia, divinazione.

Farfalla: metamorfosi, spiritualità, cambiamento, leggerezza, grazia, sensibilità.

Fenice: rinascita, passione, determinazione, cambiamento, rigenerazione.

Fenicottero: grazia, sensibilità, dolcezza, focus, tenerezza, interiorità.

Formica: pazienza, diligenza, onestà, resistenza, lealtà, adattabilità.

Formichiere: lentezza, calma, curiosità, pacatezza, dolcezza, intuizione.

Gatto: intuizione, agilità, astuzia, mistero, magia, doni psichici, eleganza.

Gazzella: agilità, consapevolezza, purezza, grazia, empatia, energia, gioia.

Ghepardo: velocità, focus, determinazione, autostima, lealtà, coraggio, forza.

Giaguaro: potere, manifestazione, leadership, strategia, saggezza, libertà.

Giraffa: intelligenza, consapevolezza, gentilezza, autocontrollo, nobiltà.

Gorilla: forza, intelligenza, autorevolezza, protezione, leadership.

Granchio: fortuna, sopravvivenza, resilienza, adattabilità, forza, calma.

Gufo: saggezza, visione, magia, consapevolezza, intuizione, introspezione.

Ippopotamo: potere, creazione, guarigione, protezione, tenerezza.

Lama: conforto, sicurezza, responsabilità, forza, operosità, curiosità.

Leone: forza, fierezza, passione, coraggio, protezione, autorità, carisma, ferocia.

Leopardo: autostima, potere, intelligenza, bellezza, leadership, fierezza e forza.

Lepre: coraggio, vitalità, fertilità, azione, impulsività, velocità, adattabilità.

Libellula: saggezza, potere, cambiamento, velocità, fortuna, adattabilità.

Lince: introspezione, consapevolezza, intuizione, silenzio, segreti, osservazione.

Lontra: giocosità, energia, semplicità e vitalità, creatività, agilità, operosità.

Lucciola: positività, determinazione, pace ed evoluzione, fortuna, mistero, magia.

Lucertola: immaginazione, adattabilità, azione, cambiamento, intelligenza.

Lupo: leadership, forza, carisma, lealtà, affidabilità, saggezza, consapevolezza.

Mangusta: difesa, coraggio, allegria, impulsività, autenticità, velocità.

Marmotta: umiltà, prudenza, radicamento comunicazione, industriosità, amicizia.

Martin pescatore: comunicazione, allegria, guarigione, energia, vitalità, giocosità.

Mucca: fertilità, calma, stabilità, dolcezza, maternità, radicamento e semplicità.

Oca: affidabilità, prudenza, vigilanza e umiltà, abbondanza, comunicazione.

Opossum: istinto materno, giustizia, imprevedibilità, adattabilità.

Orso: forza, istinto, determinazione, coraggio, protezione, radicamento e audacia.

Pantera: leadership, intuizione e coraggio, lealtà, eleganza, consapevolezza.

Pesce: apertura mentale, equilibrio, umiltà, fertilità, fortuna, spiritualità.

Pettirosso: autostima e protezione, produttività, gioia, semplicità, unità, amicizia.

Picchio: passione, sensibilità, emozionalità, determinazione, focus.

Pipistrello: rinascita, mistero, segretezza, iniziazione, intuizione, interiorità.

Ragno: industriosità, creatività, mistero, calma, intuizione.

Rana: prudenza, mimetismo, agilità, neutralità, metamorfosi, pace.

Renna: forza, agilità, purezza, nobiltà, sensibilità, resilienza, responsabilità.

Talpa: introspezione, lentezza, determinazione, radicamento, forza.

Tartaruga: pace, fertilità, determinazione, radicamento, prudenza.

Tasso: coraggio, determinazione, focus, autostima, resilienza.

Topo: valori familiari, fertilità, adattabilità, industriosità, prudenza.

Unicorno: dolcezza, temperanza, innocenza, purezza, sensibilità, fortuna.

Vespa: determinazione, azione, velocità, carisma, forza.

Volpe: furbizia, agilità, velocità, diplomazia, saggezza, invisibilità, adattabilità, focus.

Capitolo 12

Il kit

Ora sono giunta al termine della tua preparazione, l'ultima cosa che devi imparare e la preparazione del tuo corpo e della tua mente, e per fare questo la meditazione è fondamentale.

Molto spesso le circostanze della vita oscurano le nostre emozioni e presi dall'impeto e dall'impulsività rischiamo di pensare, parlare ed agire in modo sbagliato danneggiando noi stessi.

Per questo motivo la preparazione di te stesso/a e molto importante per ottenere un buon risultato, ricorda che la magia ti circonda sempre, anche fuori dai rituali, in tutta la tua giornata sei connessa/o con il cosmo e le vibrazioni universali, non esiste pausa a ciò che trasmetti.

La meditazione di permette di spegnere la mente fisica ed accedere alla potenza della tua ghiandola pineale, portale della tua anima.

Almeno una volta al giorno, trova una stanza silenziosa o un luogo all'aperto dove l'unico rumore di sotto fondo sia la natura. Mettiti in una posizione comoda, seduta o distesa come preferisci e mentre ascolti la frequenza 369 di Volta, silenzia la tua mente. Se i pensieri dell'ego ti tormentano puoi contare all'indietro 5 4 3 2 1 0 in questo modo puoi azzerare il tuo cervello, e lasciare spazio alle parole dell'anima.

La meditazione ti aiuta nel riequilibrare i tuoi Chakra e a mettere ordine nelle tue emozioni.

Oltre alla meditazione puoi fare un bagno con olio essenziale di lavanda o di gelsomino che ti aiutano a rilassare corpo e spirito.

Passiamo ora alla preparazione dell'altare, quando avrai imparato a gestire le tue risorse potrai creare un altare ovunque ti trovi ma per ora realizzalo, in un luogo tranquillo lontano da fonti incendiabili e dai bambini.

Preparati i vasetti con le erbe che vorrai utilizzare e anche una scatola con le pietre e una scatola con i metalli, tieni sempre il pendolo separato dagli altri oggetti.

Trovato il posto adeguato, copri la base dell'altare con un tessuto, scegli il colore che ti risuona di più, decoralo con piante e opere da te realizzate, questo ti permette di caricarlo della tua energia e di creare una sintonia tra te e la materia circostante.

L'altare deve essere una postazione fissa, quindi deve essere comoda in quanto potresti passarci molto tempo, deve essere accogliente e sempre ben curato. Il modo in cui tieni il tuo altare rappresenta l'ordine del tuo potere.

Cerca di proteggere sempre il luogo in cui vivi e quello del tuo altare dalle energie negative e dalle malignità altrui. Le persone invidiose spesso lanciano il malocchio senza saperlo, per fare questo puoi usare una pianta di rosmarino viva all'ingresso di casa oppure puoi formare una croce di rosmarino da tenere sopra l'altare.

Ci sono molti riti con il sangue che si possono utilizzare come protezione, io però li sconsiglio ai principianti.

Cerca di avere sempre dell'acqua di luna pronta, se fatta nel giorno della luna di sangue (luna rossa) sarebbe meglio, puoi fare anche l'acqua dell'eclisse.

Questa acqua ti servirà per pulire i vari attrezzi come coltelli e forbici che userai per le tue creazioni, ti servirà anche per benedire i regali.

L'acqua di luna o d' eclisse la puoi bere per potenziare il tuo spirito.

Per fare queste acque devi esporre ai raggi della luna piena o dell'eclisse l'acqua in un contenitore trasparente, se vuoi al suo interno puoi mettere l'erba di San Giovanni o altre erbe rinvigorenti, che poi filtrerai, se puoi usa acqua di fonte o di pozzo evitando acqua in bottiglia o di acquedotto.

La mattina recupera l'acqua e pronta per essere utilizzata. Io di solito quando espongo l'acqua ai raggi lunari recito queste parole che possono variare a seconda della luna e dell'utilizzo che devo farne:

"Raggi lucenti, spettri dormienti, illuminate la notte oscura portando speranza tra la paura, accogliete la bellezza della natura che questa acqua benedetta porti fortuna."

Ora ti ho insegnato le basi della tua essenza, spero che tu possa intraprendere con serenità il tuo percorso, che il tuo potenziale possa esprimersi e che la tua vita possa raggiungere gli obiettivi tanto bramati, buona vita e prosperità.

Capitolo 13

Curiosità

I gatti, sono sempre stati considerati fin dall'antichità e da diverse civiltà, delle divinità, questo perché il gatto è un portale tra i veri piani astrali. Lui vede oltre il nostro mondo, ed ha la capacità di tenere lontani spiriti ed entità oscure. Ogni gatto in base al suo colore ha delle proprietà particolari.

Durante la sacra inquisizione e la caccia alle streghe, sono stati uccisi moltissimi gatti, questo è stato necessario per le forze del male per indebolire la luce.

Senza il gatto a difendere le streghe e a proteggere il varco tra i vari livelli astrali il male ha avuto la possibilità di attecchire nel cuore dell'umanità.

Le streghe e gli stregoni sono i custodi di questo potente essere divino.

Il gatto assorbe l'energia negativa, guarisce dal dolore, alza le frequenze positive, assorbe i campi magnetici negativi.

Il gatto nero, simbolo della stregoneria per eccellenza, ti da accesso a poteri occulti e ti protegge, rimuove le difficoltà famigliari instillando saggezza e buon senso.

Il gatto rosso, rappresenta il potere maschile, il sole l'energia, porta ricchezza e denaro, ti permette di mettere a fuoco la strada per l'abbondanza economica.

Il gatto grigio, amore fortuna e felicità, ti aiuta a trovare la tua stabilità emotiva.

Il gatto bianco, collegato al potere della luna, ancora più potente se ha gli occhi di colore diverso, potenti i suoi poteri di guarigione, permette alle persone di avere bellezza e ammirazione per sé stessi. Ottimo come anti stress e come ricarica di energie.

Il gatto siamese, il re della fama e del successo, portatore di energia e di longevità.

Il gatto dai tre colori (maculato) la dea suprema, la triplicità può portare fortuna sia sulla terra che nel mare, la protettrice della casa e della famiglia, tiene lontano i pericoli, avvicinando la prosperità.

Il gatto bicolore (bianco e nero, arancione e bianco, grigio e nero), si narra che siano gatti amichevoli, hanno l'energia della saggezza, sono i custodi del buon senso e della comprensione.

Il gatto tartarugato, rappresenta la magia delle donne, il femminile, il bambino, la pura magia di chiaroveggenza, la guarigione fisica ed emotiva.

Il gatto abissino (dorato) regale e saggio, ti conferisce la grazia; è il gatto collegato al potere del sole, un potere antico quasi perso tra le memorie del passato.

Il gatto tigrato (a strisce) lui porta energia positiva, divertimento, giocosità nella tua vita; assorbe il tuo cattivo umore e lo trasforma in umorismo.

Oltre ai gatti ci sono anche alcune piante che, se bruciate, possono aiutarti nella vita, ecco un paio di curiosità sulla natura.

Il pino se bruciato porta salute e purificazione, puoi usarlo per benedire la casa

Il ginepro se bruciato porta abbondanza e prosperità, ottimo per i novelli sposi.

La lavanda se bruciata porta calma e libera la mente rilassandoti, ottima per iniziare la meditazione.

La cannella se bruciata di aiuta ad aumentare la tua energia e a concentrarti nei tuoi processi di miglioramento.

Il rosmarino ti protegge, ti aiuta a ricordare, purifica gli ambienti dal male e dalla negatività; nei viaggi astrali ti permettere di espandere la tua saggezza.

La salvia è ottima per pulire la casa e la tua persona dalle energie negative.

Indice:

Con questo libro spero di avervi dato un assaggio nella tua parte divina, gli approfondimenti che fornisco derivano dalla mia esperienza personale in questo campo e dall'analisi peer-to-peer all'interno della medicina occidentale, da manuali di esoterismo e dalla saggezza estratta dalla letteratura olistica.

Spero che l'unione armoniosa di questi fili di conoscenza possano guidarti in un profondo viaggio verso la miglior versione di te, per qualsiasi domanda o informazione scrivi a: eterea29@protonmail.com

Grazie.

"Ricorda siamo unici nel nostro genere, e in quanto tali siamo l'unica vera guida di noi stessi"